Ratgeber Posttraumatische Belastungsstörung

W0077968

Ratgeber Kinder- und Jugendpsychotherapie
Band 12
Ratgeber Posttraumatische Belastungsstörung
von Prof. Dr. Rita Rosner und Dr. Regina Steil

Herausgeber der Reihe:
Prof. Dr. Manfred Döpfner, Prof. Dr. Gerd Lehmkuhl,
Prof. Dr. Franz Petermann

Ratgeber
Posttraumatische Belastungsstörung

Informationen für Betroffene,
Eltern, Lehrer und Erzieher

von Rita Rosner
und Regina Steil

HOGREFE 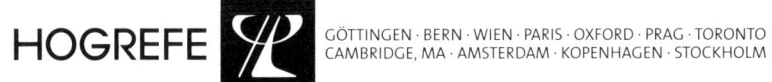 GÖTTINGEN · BERN · WIEN · PARIS · OXFORD · PRAG · TORONTO
CAMBRIDGE, MA · AMSTERDAM · KOPENHAGEN · STOCKHOLM

Prof. Dr. Rita Rosner, geb. 1962. Seit 2003 Vertretung der Professur für Psychologische Beratung und Intervention an der Ludwig-Maximilians-Universität in München.

Dr. Regina Steil, geb. 1965. Seit Juni 2008 wissenschaftliche Geschäftsführung der Verhaltenstherapie-Ambulanz der Universität Frankfurt.

Wichtiger Hinweis: Der Verlag hat für die Wiedergabe aller in diesem Buch enthaltenen Informationen (Programme, Verfahren, Mengen, Dosierungen, Applikationen etc.) mit Autoren bzw. Herausgebern große Mühe darauf verwandt, diese Angaben genau entsprechend dem Wissensstand bei Fertigstellung des Werkes abzudrucken. Trotz sorgfältiger Manuskriptherstellung und Korrektur des Satzes können Fehler nicht ganz ausgeschlossen werden. Autoren bzw. Herausgeber und Verlag übernehmen infolgedessen keine Verantwortung und keine daraus folgende oder sonstige Haftung, die auf irgendeine Art aus der Benutzung der in dem Werk enthaltenen Informationen oder Teilen davon entsteht. Geschützte Warennamen (Warenzeichen) werden nicht besonders kenntlich gemacht. Aus dem Fehlen eines solchen Hinweises kann also nicht geschlossen werden, dass es sich um einen freien Warennamen handele.

Bibliografische Information der Deutschen Nationalbibliothek

Die Deutsche Nationalbibliothek verzeichnet diese Publikation in der Deutschen Nationalbibliografie; detaillierte bibliografische Daten sind im Internet über http://dnb.d-nb.de abrufbar.

© 2009 Hogrefe Verlag GmbH & Co. KG
Göttingen · Bern · Wien · Paris · Oxford · Prag · Toronto
Cambridge, MA · Amsterdam · Kopenhagen · Stockholm
Rohnsweg 25, 37085 Göttingen

http://www.hogrefe.de
Aktuelle Informationen · Weitere Titel zum Thema · Ergänzende Materialien

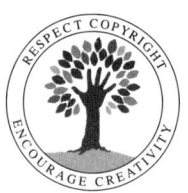

Umschlagabbildungen: © Getty Images, München
Illustrationen: Klaus Gehrmann, Boppard; www.klausgehrmann.net
Satz: Beate Hautsch, Göttingen
Gesamtherstellung: AZ Druck und Datentechnik, Kempten
Printed in Germany
Auf säurefreiem Papier gedruckt

ISBN 978-3-8017-1819-0

Was möchte dieser Ratgeber erreichen?

Dieses Buch informiert über das Thema Trauma und die psychischen Folgen traumatischer Ereignisse. Im Zentrum steht die Wissensvermittlung zu den möglichen psychischen Folgen von traumatischen Ereignissen bei Kindern und Jugendlichen und deren Behandlung. Insofern soll das Buch helfen, Verhaltensweisen von Kindern und Jugendlichen nach traumatischen Situationen zu erklären und verstehbar zu machen. Weitere wichtige Informationen beziehen sich auf den Verlauf einer möglichen Posttraumatischen Belastungsstörung (PTB), Hinweise auf unterstützendes Verhalten und Behandlungsmöglichkeiten. Im Mittelpunkt steht dabei ein spezifisches Störungsbild, nämlich die PTB. In der Folge eines oder mehrerer traumatischer Ereignisse können aber auch andere psychische Störungen gehäuft auftreten, auf die wir hier nur kurz eingehen können. Informationen helfen, die Unsicherheit nach einem traumatischen Ereignis besser zu bewältigen. Das Buch macht konkrete Verhaltensvorschläge, damit Sie Ihnen bekannte betroffene Kinder und Jugendliche bei der Bewältigung ihrer Erlebnisse unterstützen können.

Ein Ratgeber in Buchform kann allerdings nicht helfen, eine Diagnose zu stellen. Das ist eine Aufgabe, die in den Bereich professioneller Helfer, wie Kinder- und Jugendlichentherapeuten sowie Kinder- und Jugendpsychiater, fällt. Denn wenn eine PTB vorliegt, ist eine professionelle Behandlung nötig. Selbsthilfe, basierend auf diesem Buch, wird dann in den meisten Fällen nicht ausreichen. Kurzum, Ziel dieses Buches ist die Wissensvermittlung und eine Ermutigung, professionelle Helfer aufzusuchen, wenn Sie ein Kind kennen, das nach traumatischen Ereignissen bestimmte Sorgen, Nöte und Symptome zeigt. Dieser Band ergänzt den Leitfaden zur Posttraumatischen Belastungsstörung (Steil & Rosner, 2009), der sich an Psychologen, Ärzte und Therapeuten richtet und in dem detaillierter auf die Grundlagen, die Diagnostik und die Behandlung der PTB eingegangen wird.

Nun noch eine Anmerkung: In diesem Buch verwenden wir die Begriffe Kinder und Jugendliche häufig so, als ob es sich hier um eine Gruppe handelt, obwohl sich Kinder und Jugendliche doch in vielen Punkten unterscheiden. Um dieses Buch lesbarer zu machen, verwenden wir immer nur einen Begriff. Wenn wir altersbezogene Angaben machen, erwähnen wir das zusätzlich.

München und Frankfurt,
September 2008

Rita Rosner und
Regina Steil

5

Inhalt

1   Kennen Sie das?

Leon ist neun Jahre alt und hat sich in den letzten Monaten stark verändert. Früher war Leon ein freundliches, aufgeschlossenes Kind, das gerne mit anderen Kindern spielte und sich auch gut mit Erwachsenen unterhalten konnte. Er hatte recht gute Noten und ging gerne zum Fußballtraining. Jetzt ist Leon sehr zurückgezogen. Er bleibt lieber allein bei seiner Mutter zu Hause, geht nicht mehr gerne zum Fußball und auch die Schule würde er sich am liebsten sparen. Leon schläft oft schlecht, hat Albträume und ist wieder bei Mama und Papa im Bett. Die Lehrerin berichtet, dass Leon unkonzentriert ist und auch sehr reizbar. Bei kleinsten Anlässen wird er wütend und kann sich dann auch kaum noch beruhigen.

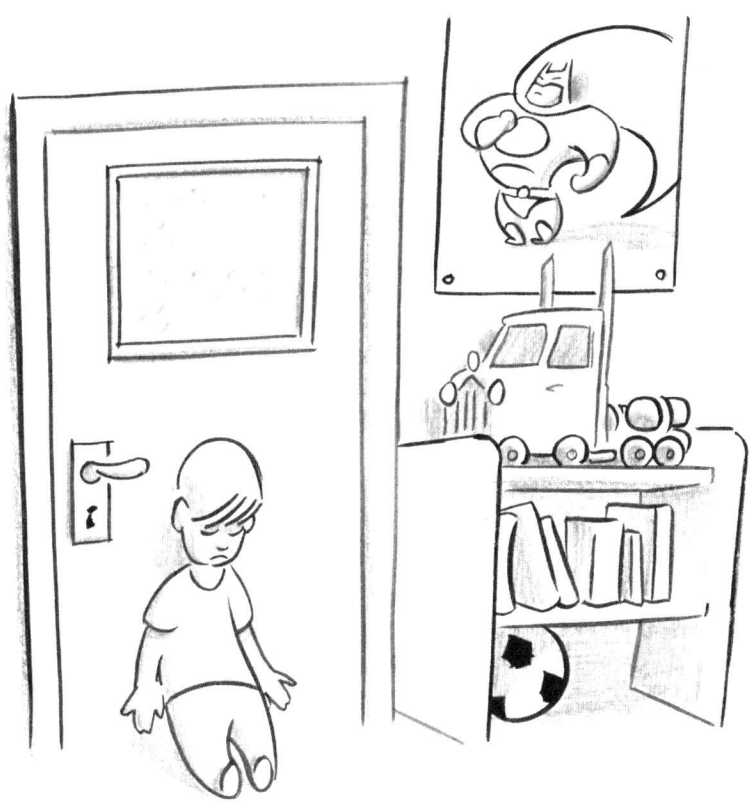

Was ist passiert? Vor drei Monaten hatte Leons Schulbus einen Unfall. Auf der winterglatten Fahrbahn kam der Bus von der Straße ab und fiel die Böschung hinunter. Fast alle Kinder kamen mit dem Schrecken davon, einige hatten leichte Verstauchungen und Prellungen und ein paar hatten leichte Schnittwunden. Bis auf Leons besten Freund. Der saß im Bus eine Reihe hinter Leon und ein Ast durchstieß die Scheibe und verletzte den Freund so schwer am Kopf, dass er am darauf folgenden Tag im Krankenhaus verstarb.

Sophia ist elf Jahre alt. Von der Geburtstagsparty einer Schulkameradin kommt sie verstört und total überdreht nach Hause. Sie hat Bauchweh und Kopfweh. Sie kann nichts zu Ende bringen. Mitten im Ausziehen zum Schlafen gehen läuft sie davon und rennt aufgeregt durch die Wohnung. Die Mutter hat das Gefühl, Sophia hört sie gar nicht, wenn sie sie fragt, was los ist. Dann, im Bett, kann Sophia nicht schlafen, schließlich erbricht sie sich. Die Mutter ruft bei der Klassenkameradin zu Hause an, aber niemand nimmt ab. Sie macht sich große Sorgen und fährt mit Sophia ins Krankenhaus zur Notaufnahme. Während sie dorthin fahren, fragt sie genau nach, was Sophia alles gegessen und getrunken hat, weil sie an eine Lebensmittelvergiftung denkt. Schließlich erzählt Sophia, dass der große Bruder der Schulkameradin sie zwischendurch gebeten hat, mit ihm in sein Zimmer zu gehen. Er wollte ihr angeblich eine Überraschung für das Geburtstagskind zeigen. Dann sperrte er die Tür zu und missbrauchte Sophia. Er drohte ihr, wenn sie irgendwem etwas sagen würde, würde er ihr sehr weh tun und ihre kleine Schwester umbringen. Sophia war danach völlig aufgelöst, aber im lauten Durcheinander der Geburtstagsparty hat das niemand gemerkt.

Sami, 14 Jahre alt, ist ein Flüchtlingskind. Er kommt aus einem der Länder auf der Welt, in denen der Krieg scheinbar schon ewig dauert. Sami ist seit fünf Jahren in Deutschland. Als Sami nach Deutschland kam, war er sehr schüchtern. In der Schule fand er sich schlecht zurecht und bereits im ersten Jahr gab es Hinweise auf aggressives Verhalten. Sami war gehänselt worden und hatte daraufhin heftig zugeschlagen. Der Vater fand das gut, denn ein Mann muss sich wehren können. Sami hatte schon damals – und auch heute noch – Albträume, in denen es brennt und Leute schreien. Er wacht dann total verschwitzt und ängstlich auf. Er ist unruhig und kann sich nicht konzentrieren.

Die Familie wohnte zuerst im Asylbewerberheim, nun wohnt er mit der Mutter und zwei Schwestern in einer Wohnung. Die Mutter arbeitet als Putzfrau, ist wenig zu Hause und ist eigentlich immer überfordert. Samis

Vater ist seit zwei Jahren verschwunden, wobei unklar ist, ob er untergetaucht ist oder ob er das Opfer einer Gewalttat im Drogenbereich geworden ist. Richtig schlimm wurde es mit Sami, als der Vater verschwand. Seitdem hat Sami viele Wutanfälle, die ihm zwar danach wieder leid tun, aber dann ist der Schaden in der Regel schon passiert. Er schlägt die Schwestern und die Mutter und ist inzwischen bei der Polizei bekannt. Er trinkt, nimmt Drogen und verkauft sie manchmal auch weiter. In die Schule geht er nur noch hin und wieder. Ein Schulabschluss ist nicht zu erwarten.

2   Was ist ein traumatisches Ereignis?

Das Wort „Trauma" stammt ursprünglich aus dem Griechischen und bedeutet dort Wunde oder Verletzung. In der Psychologie und der Medizin versteht man darunter auch Ereignisse, die Menschen *psychisch* verletzen. Dies können sehr unterschiedliche Ereignisse sein und in der Fachwelt hat sich eine Einteilung bewährt, die einmalige von mehrmaligen Ereignissen unterscheidet, und die nach der Verursachung der Ereignisse trennt. Kurzdauernde traumatische Ereignisse werden dabei als Typ-I-Traumata und langdauernde, sich wiederholende als Typ-II-Traumata bezeichnet (vgl. Abb. 1).

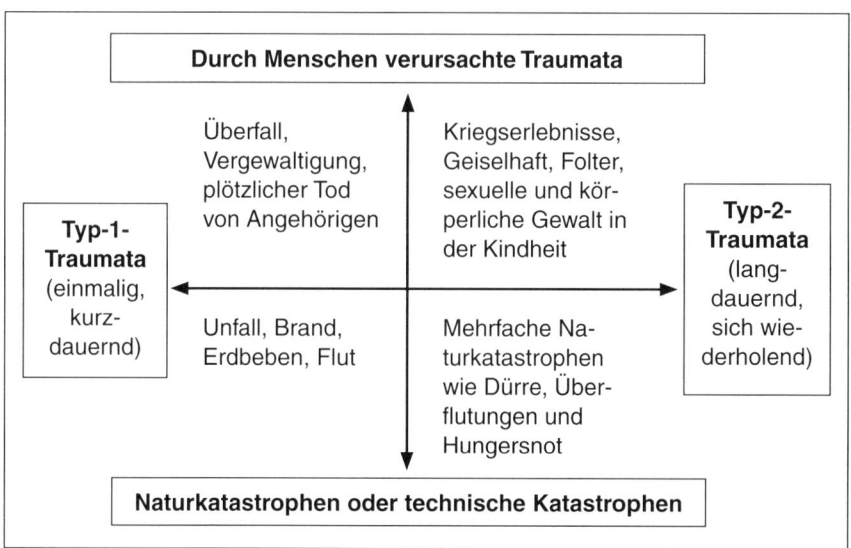

Abbildung 1:
Einteilung traumatischer Ereignisse

11

Weiterhin wird häufig zwischen von Menschen verursachten Ereignissen und eher schicksalhaften und zufälligen Ereignissen, wie Naturkatastrophen, unterschieden, wobei gilt, dass die längerandauernden und durch Menschen verursachten traumatischen Ereignisse schwerwiegendere Auswirkungen auf die psychische Gesundheit haben.

Eine der Definitionen für ein traumatisches Ereignis besagt, dass es sich dabei um ein kurz- oder langanhaltendes Ereignis oder Geschehen von außergewöhnlicher Bedrohung oder mit katastrophalem Ausmaß handelt, das nahezu bei jedem tiefgreifende Verzweiflung auslösen würde. Für Kinder und Jugendliche ist es dabei nicht so wichtig, ob sie selbst dieses Ereignis erlebt haben, oder ob sie Zeuge eines Ereignisses wurden. Grundsätzlich gilt also, dass ein traumatisches Erlebnis für jeden Menschen einen schweren seelischen Schock bedeuten kann. Man kann nicht begreifen, was geschehen ist, fühlt sich völlig hilflos und glaubt, nie darüber hinwegzukommen. Es kann oft sehr lange dauern, bis sich das tägliche Leben wieder normalisiert. Jedes Kind reagiert dabei individuell verschieden auf ein belastendes Ereignis. Es gibt allerdings typische Reaktionen, die bei vielen Betroffenen gleich sind.

Heimlich oder offen?

Die Beispiele oben betreffen überwiegend „offene" Ereignisse. Die Ereignisse sind bekannt und man kann darüber reden. Am Beispiel von Sophia kann man aber auch erkennen, dass es auch „versteckte" oder „heimliche" traumatische Ereignisse geben kann. Wenn Sophia nicht letztendlich ihrer Mutter von dem Missbrauch erzählt hätte, hätte sich die Mutter zwar große Sorgen gemacht, aber nie genau erfahren, was eigentlich hinter Sophias verändertem Verhalten steckt. Das ist leider gar nicht so selten. Kinder und Jugendliche schämen sich für solche Erlebnisse oder fühlen sich schuldig, insbesondere bei sexueller Gewalt, aber auch bei vielen anderen Ereignissen (z. B. Mutproben), so dass sie nicht darüber reden wollen. Oder sie haben Angst davor, was passiert, wenn sie etwas erzählen. Etwa, dass die Mutter sich noch mehr Sorgen machen würde. Oder sie werden von Tätern so eingeschüchtert, dass sie sich nicht trauen, etwas zu erzählen.

„Versteckte" traumatische Ereignisse machen es für den Behandler nicht einfach, mögliche psychische Folgen korrekt zuzuordnen. Je nach Alter der Betroffenen und sonstigen Umständen können die psychischen Folgen dieser Ereignisse aber auch sehr unterschiedlich sein. Hier in diesem Buch gehen wir auf eine sehr häufige Folge ein, nämlich die Posttraumatische Belastungsstörung.

> **Zusammenfassung:**
>
> Bei traumatischen Ereignissen handelt es sich um ein Geschehen von außergewöhnlicher Bedrohung oder mit katastrophalem Ausmaß, das nahezu bei jedem tiefgreifende Verzweiflung auslösen würde. Nicht alle Kinder und Jugendliche entwickeln eine Posttraumatische Belastungsstörung nach einem traumatischen Ereignis.

3 Woran erkenne ich bei Kindern posttraumatische Belastungssymptome?

Während und kurz nach dem Ereignis können Kinder und Jugendliche nicht nur ängstlich und entsetzt wirken, sondern auch aufgelöst oder sehr aufgeregt. In der ersten Zeit nach dem Ereignis spricht man dann von einer akuten Belastungsreaktion. Sophias Verhalten (vgl. Kapitel 1) kann diesem Störungsbild zugeordnet werden. Viele der akuten Symptome können sich innerhalb weniger Tage und Wochen zurückbilden. Erst wenn sich die Symptome nicht zurückbilden, spricht man von einer Posttraumatischen Belastungsstörung (PTB).

Die einzelnen Symptome können drei Bereichen zugeordnet werden:
*   Wiedererleben,
*   Vermeidung und gefühlsmäßiger Taubheit und
*   erhöhtem körperlichen Erregungsniveau.

3.1 Was versteht man unter Wiedererleben?

In der Folgezeit nach dem traumatischen Ereignis kann das Kind unter sehr belastenden Erinnerungen oder unter Albträumen leiden. Einzelne Teile des Traumas (das können Bilder, Gedanken, Geräusche, Gerüche oder andere Empfindungen sein) kommen plötzlich, unerwartet und unbeabsichtigt in den Kopf. Dieses Wiedererleben kann bei manchen so lebhaft sein, dass es ihnen erscheint, als passiere das Ereignis noch einmal. Aufgrund des unangenehmen und unfreiwilligen Charakters solcher Erinne-

13

rungen entsteht möglicherweise das Gefühl, keine Kontrolle mehr über die eigenen Gedanken und Gefühle zu haben.

Bei manchen Kindern, vor allem bei jüngeren, äußert sich das Wiedererleben des Traumas in einer anderen Form: Sie spielen die traumatische Situation immer wieder, z. B. mit Puppen oder anderem Spielzeug, durch. Wenn das Kind in irgendeiner Weise mit Situationen oder Dingen konfrontiert wird, die an das schlimme Ereignis erinnern, erlebt es das als äußerst belastend. Es reagiert darauf mit körperlichen Symptomen der Aufregung, mit Bauch- oder Kopfschmerzen, mit anklammerndem oder auch aggressivem Verhalten. Jugendliche berichten ungern über die „Bilder" im Kopf, da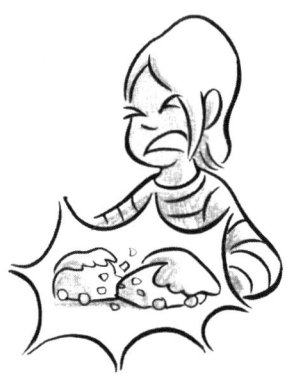
sie Angst haben, für verrückt gehalten zu werden. Das Wiedererleben in Form von Bildern, Geräuschen oder Körperempfindungen hat aber mit „Verrücktsein" nichts zu tun.

Beispiel:

Vera (10 Jahre) war mit ihrer Mutter nachts im Auto gefahren, als sie einen schweren Unfall hatten. Vera sieht immer wieder „rote Lichter im Dunkeln". Hierbei handelt es sich um einen Aspekt des Unfalls: das Aufleuchten der Bremslichter im Auto vor ihnen, bevor die Mutter auf das Auto auffuhr.

3.2 Was versteht man unter Vermeidung?

Das Wiedererleben des Traumas und auch die Auseinandersetzung mit Dingen, die in irgendeiner Weise an das Trauma erinnern, führen zu einer erheblichen Belastung. Das Kind wird also versuchen, solche Dinge zu vermeiden. Es möchte sich dadurch vor den erschreckenden und schmerzhaften Erinnerungen und Gefühlen schützen. Es spricht nicht über das Geschehene und flieht, wenn ein äußerer Reiz es an das Trauma erinnert. Viele Kinder halten sich generell von Orten, Menschen oder Situationen fern, die Erinnerungen an das traumatische Ereignis wachrufen. Einige Kinder und Jugendliche können sich zudem an bestimmte Teile des traumatischen Geschehens nicht erinnern, so als ob sie ausgeblendet sind. Die Betroffenen zeigen eventuell ein deutlich vermindertes Interesse an Dingen, die vor dem traumatischen Ereignis für sie von Bedeutung waren. Sie haben z.B. kein Interesse mehr an Hobbies, die sie vor dem Trauma geliebt haben. Jüngere Kinder sind in ihrem normalen Spielverhalten oft deutlich eingeschränkt. Bei vielen Kindern ist zu beobachten, dass sie sich aus ihrem bisherigen sozialen Umfeld plötzlich zurückziehen. Ältere Kinder oder Jugendliche haben möglicherweise das Gefühl, von anderen Menschen entfremdet, irgendwie isoliert oder anders zu sein. Sie fühlen sich innerlich abgestumpft und gefühlsmäßig taub und leer oder glauben, dass sich ihre Zukunftspläne und Hoffnungen nun nicht mehr erfüllen werden. Sie verlieren z.B. ihren Glauben daran, jemals erwachsen zu werden oder die Schule zu beenden. Mitunter sind die betroffenen Kinder auch übermäßig besorgt, dass ihren Familienmitgliedern oder ihren Freunden etwas zustoßen könne.

Beispiel:

Vera mag seit dem Unfall nicht mehr in das Auto steigen. Sie weint und zittert und sperrt sich mit Händen und Füßen gegen das Einsteigen. Entsprechend hat sie alle Hobbies und Freundinnen aufgegeben, die sie nicht zu Fuß erreichen kann.

3.3 Was versteht man unter „erhöhtem körperlichem Erregungsniveau"?

Nach einem traumatischen Erlebnis kann das Gefühl bestehen, ständig in Alarmbereitschaft sein zu müssen. Man reagiert weiterhin so, als ob man immer noch in Gefahr ist und macht sich bereit, dieser Gefahr zu begegnen. Solche Reaktionen äußern sich beispielsweise darin, dass das Kind schlecht einschlafen kann, häufig aufwacht, schlecht träumt und insgesamt sehr unruhig schläft. Das Kind ist voller Unruhe und Nervosität, kann sich nicht konzentrieren, ist extrem wachsam und schreckhaft. Außerdem kann sich eine vermehrte Reizbarkeit bemerkbar machen, noch dazu, wenn das Kind nur ungenügend schläft. Kinder und Jugendliche reagieren manchmal auch aggressiv, vielleicht ganz im Gegensatz zu früher. Oft sinken die Leistungen der Kinder in der Schule deutlich ab oder schon vor dem Trauma bestehende Schulschwierigkeiten werden verstärkt.

Vera ist seit dem Unfall sehr schreckhaft. In der Schule hat sie einen Fensterplatz und sie schielt ständig aus dem Fenster, um zu überprüfen, dass unten auf der Straße nichts passiert. Wenn dann doch Reifenquietschen zu hören ist, bekommt sie heftiges Herzklopfen. Sie schläft auch schlecht und unruhig.

Die wenigsten Betroffenen berichten alle Symptome, sondern manche Symptome können mehr im Vordergrund stehen als andere. Schwierig ist auch, dass nicht alle Symptome der Beobachtung zugänglich sind, und während Eltern und Bezugspersonen ein verändertes Verhalten leicht erkennen können, ist man beim ungewollten Wiedererleben auf den Bericht der Kinder und Jugendlichen angewiesen. Je jünger die Kinder sind, desto schwieriger kann es daher sein, die Symptome und Probleme der Kinder einzuschätzen.

Im Falle von „versteckten" traumatischen Ereignissen kann es auch sein, dass den Bezugspersonen nur ein plötzlich verändertes Verhalten auffällt. Kinder können plötzlich Fertigkeiten verlieren, die sie schon lange erworben hatten (z. B. wieder einnässen), oder ausgeglichene Kinder verwandeln sich in launische und aggressive Kinder. Neue Ängste können auftreten, wie z. B. Angst vor dem Dunkeln oder vor dem Fahrstuhl fahren. Falls diese plötzlichen Änderungen vorliegen, dann sollte man prüfen, ob das Kind evtl. ein sehr belastendes Erlebnis hatte bzw. nach den typischen Symptomen von Wiedererleben, Vermeidung und Aufregung fragen.

4   In welchen Situationen treten diese Probleme auf?

Es ist möglich, dass es bei Kindern oder Jugendlichen zu einer generellen Verhaltensänderung in der Zeit nach einem Trauma kommt. Die beschriebenen Reaktionen bestimmen den Alltag. Vor allem aber Situationen, in denen das Kind mit Dingen konfrontiert ist, die in irgendeiner Weise an das traumatische Ereignis erinnern, lösen die geschilderten Reaktionen aus. Das können jedoch ganz unterschiedliche Situationen sein. Manche Auslöser sind offensichtlich, beispielsweise wenn man an den Ort zurückkehrt, an dem das Ereignis passiert ist oder wenn ein Kind nach einem Autounfall nicht mehr in ein Auto steigen möchte. Andere Auslöser erscheinen Außenstehenden vielleicht weniger nachvollziehbar. So können ein bestimmter Geruch, der Klang einer Stimme, ein Geräusch oder anderes an das Trauma erinnern. Sogar die körperlichen Veränderungen, die mit einer allgemeinen Belastungssituation einhergehen (das Herz schlägt schneller, man schwitzt etc.), können das Kind an das Trauma erinnern. Charakteristisch für posttraumatische Belastungssymptome ist allerdings auch, dass die belastenden Bilder und Erinnerungen scheinbar wie aus heiterem Himmel, ganz plötzlich und unerwartet in das Bewusstsein der Betroffenen einschießen, und die Auslöser für die Erinnerungen nur für professionelle Helfer gut zu erkennen sind.

5 Wann werden diese Auffälligkeiten als Posttraumatische Belastungsstörung bezeichnet?

Für das Vorliegen einer PTB müssen verschiedene, von Fachleuten festgeschriebene, Kriterien erfüllt sein. Die PTB ist grundsätzlich ein Störungsbild, das bei Kindern und Jugendlichen nach besonders belastenden Erlebnissen, wie z. B. Naturkatastrophen, Unfällen sowie dem Erleben sexueller oder nicht sexueller Gewalt, auftreten kann. Das Kind war dabei einer bedrohlichen Situation ausgesetzt, in der eine Gefährdung der eigenen Gesundheit oder des eigenen Lebens vorlag. Aber auch Situationen, in denen das Kind die Bedrohung anderer Personen miterlebte oder nur indirekt mit dem Ereignis konfrontiert war (z. B. die Nachricht oder Fotografien vom gewaltsamen Tod eines Familienmitglieds), können eine PTB auslösen. Das Kind oder der Jugendliche empfand in der entsprechenden Situation große Furcht, Entsetzen und Hilflosigkeit, auch wenn das nicht immer von außen erkennbar gewesen sein mag.

Belastende Ereignisse, wie etwa eine Scheidung der Eltern oder ein Umzug, werden nicht als traumatisch gewertet. Sie führen wesentlich seltener zu einer derart schweren psychischen Reaktion und daher kann auch in der Folge einer Scheidung keine PTB diagnostiziert werden.

Die Symptome einer PTB können, wie bereits erwähnt, von Kind zu Kind sehr unterschiedlich sein. Um die PTB zu diagnostizieren, müssen aber üblicherweise Merkmale aus allen drei Kernbereichen des Störungsbildes vorliegen. Dazu gehören das belastende Wiedererleben des traumatischen Ereignisses, eine deutliche Vermeidung von Dingen, die mit dem Trauma in Zusammenhang stehen bzw. ein Abflachen der Gefühlswelt des Kindes sowie Merkmale eines erhöhten körperlichen Erregungsniveaus. Die

Krankheit wird dann diagnostiziert, wenn der Betroffene auch unter diesen Problemen leidet. Es kommt zu deutlichen Verhaltensänderungen, die eine Beeinträchtigung im Alltag und in wichtigen Lebensbereichen darstellen. So können Kontakte zu Freunden, die Beziehungen innerhalb der Familie oder die Schule davon betroffen sein. Die typischen Symptome der PTB treten oft schon in den ersten Stunden und Tagen nach einem Trauma auf. Die meisten Menschen zeigen angesichts einer lebensbedrohlichen, traumatischen Situation zunächst erhebliche Belastungsreaktionen. Entscheidend für eine Diagnose ist aber, dass die Symptome über mindestens vier Wochen bestehen. Erst ab diesem Zeitpunkt wird eine PTB diagnostiziert. In den meisten Fällen treten die Symptome einer PTB unmittelbar nach dem Trauma auf. Es gibt jedoch auch Fälle, bei denen die Störung mit einem verzögerten Beginn, das heißt erst einige Wochen oder Monate nach der schweren Belastungssituation, einsetzt.

Zusammenfassung: Kriterien einer PTB sind

- das Erleben eines traumatischen Ereignisses,
- mindestens ein Symptom aus dem Bereich des Wiedererlebens,
- mindestens ein Symptom aus dem Bereich der Vermeidung,
- mindestens ein Symptom aus dem Bereich der Übererregung,
- die Symptome dauern mindestens vier Wochen an und
- führen zu einer Einschränkung im täglichen Leben.

Oft ist es schwer, die entsprechenden Symptome bei Kindern zu erkennen, da sie diese nicht immer spontan äußern. Vor allem bei jüngeren Kindern sind posttraumatische Symptome schwer festzustellen, da sie ihre Probleme und Beschwerden mit Worten noch nicht so gut mitteilen können. Möglicherweise können die Kinder ihre Gedanken und Empfindungen auch gar nicht zuordnen oder verstehen. Manche Kinder, gerade Jugendliche, empfinden sogar Scham über ihre Reaktionen, interpretieren sie als Zeichen, verrückt zu werden oder leiden unter Selbstzweifeln. Problematisch ist auch, dass Kinder es sehr schwierig finden können, über das Erlebte und ihre psychischen Symptome zu sprechen, weil sie die Eltern oder die Familie nicht beunruhigen wollen oder weil sie unter starker Scham aufgrund der traumatischen Ereignisse leiden. Die Diagnose einer PTB sollte deshalb immer erst nach eingehender Untersuchung des Kindes durch Fachleute gestellt werden. Das können spezialisierte Psychologen oder Ärzte sein. Auch in Bezug auf mögliche juristische Aspekte (wie

z. B. Schmerzensgeldforderungen) im Zusammenhang mit einem erlebten Trauma ist eine sorgfältige und sehr verantwortungsvolle Diagnostik notwendig.

Betont werden soll, dass es sich bei den beschriebenen Problemen um ganz normale Empfindungen, d. h. um eine natürliche menschliche Reaktion auf außergewöhnliche Belastungssituationen, handelt. Ein traumatisches Erlebnis stellt eine Extremsituation dar, die insbesondere für ein Kind allein nur schwer zu verarbeiten und zu bewältigen ist. Die auftretenden Gedanken und Gefühle zeigen, wie sehr Körper und Seele durch ein schlimmes Ereignis erschüttert wurden und versuchen, sich mit dem Trauma auseinanderzusetzen.

6   Müssen in allen Kernbereichen Probleme auftreten?

Die Kriterien für die Diagnose einer PTB wurden auf der Basis der psychischen Probleme erwachsener Patienten entwickelt. Fest steht, dass die Reaktionsmuster gerade bei Kindern und Jugendlichen recht vielfältig sind. Probleme können auf verschiedene Art und Weise zutage treten. Verschiedene Altersgruppen zeigen möglicherweise unterschiedliche Beschwerden. Insbesondere bei jüngeren Kindern stehen gedankliche und sprachliche Fähigkeiten noch in der Entwicklung. Bei der Einschätzung der verlangten Kriterien müssen solche Aspekte folglich in Betracht gezogen werden.

In Fachkreisen hat man sich darauf geeinigt, dass für die Diagnose einer PTB in allen drei Kernbereichen (belastendes Wiedererleben, Vermeidungsverhalten bzw. Gefühlsabflachung, erhöhte körperliche Erregung) Auffälligkeiten vorliegen müssen. In der ersten Zeit nach einem traumatischen Ereignis leiden fast alle Betroffenen unter belastenden Erinnerungen. Aber erst wenn diese Probleme über eine längere Zeit bestehen bleiben und weitere Symptome hinzukommen, spricht man von einer PTB. Sind nach einer Traumatisierung nicht alle notwendigen Kriterien in ausreichendem Maß erfüllt, kann es sich um eine unterschwellige PTB oder um eine sogenannte Anpassungsstörung handeln. Maßgeblich für die Entscheidung über notwendige Hilfestellungen für das Kind sind in jedem Fall auch die subjektive Belastung und das Ausmaß von Verhaltensänderungen, die bei den Kindern infolge des schlimmen Ereignisses vorliegen.

Zusammenfassung:

Für die Diagnose einer PTB sollten aus allen drei Kernbereichen Symptome vorliegen. Allerdings kann es im Verlauf zu starken Schwankungen kommen.

7 Können diese Probleme auch andere Ursachen haben?

Einzelne Symptome der PTB können auch andere Ursachen haben und können daher auch anderen Störungsbildern zugeordnet werden. Die Kombination von Ereignis, Symptomen, Verlauf und Lebensalter ergibt die Diagnose PTB. Ihr Psychologe oder Arzt wird daher für eine Diagnosestellung viele Informationen sammeln und gewichten müssen.

Trotz dieser Spezifität gibt es einige Umstände (wie z. B. die oben schon angesprochenen „heimlichen" Traumata) bzw. Symptome, die dazu führen können, dass eine PTB nicht erkannt wird oder es zu Verwechslungen kommen kann. Ein paar Beispiele dafür folgen jetzt:

a) *Körperliche Verletzungen.* Traumatische Ereignisse sind oft auch mit körperlichen Verletzungen verbunden, beispielsweise nach Unfällen oder gewalttätigen Angriffen. Vor diesem Hintergrund ist zu beachten, dass verschiedene Symptome auch eine rein körperliche Ursache haben können. Zum Beispiel können Kopfverletzungen zu Gedächtnis- und Konzentrationsproblemen, Reizbarkeit, Unruhe oder Schlafstörungen führen. Belastende Erinnerungen und das Wiedererleben des Traumas werden aber nicht durch eine Kopfverletzung verursacht.

b) *Das Ereignis ist aus irgendeinem Grund nicht bekannt oder wurde falsch gedeutet.* Gerade, wenn nicht bekannt ist, dass ein Kind eines oder mehrere traumatische Ereignisse erlebt hat, können einzelne Symptome falsch zugeordnet werden. So kann Vermeidung, Nervosität und Übererregung etwa anderen Angststörungen zugeordnet werden. Oder die niedergedrückte Stimmung wird für eine Depression gehalten. Oder Übererregung und Konzentrationsstörungen werden fälschlicherweise als Hyperaktivität gedeutet. Denn Kinder mit hyperkinetischen Störungen (Aufmerksamkeitsdefizit-/Hyperaktivitätsstörung, ADHS) fallen durch erhebliche Aufmerksamkeits- und Konzentrationsschwächen, durch impulsives Verhalten und durch eine ausgeprägte Unruhe auf. Eine Symptomatik wie bei der PTB ist allerdings nicht nur auf ein erhöhtes körperliches Erregungsniveau beschränkt. Außerdem können der Beginn der Auffälligkeiten sowie die Situationen, in denen sie auftreten, Aufschluss geben (ADHS entwickelt sich nicht über Nacht). Auch aggressive Verhaltensweisen können begünstigt durch die PTB entstehen bzw. das Vermeidungsverhalten kann so intensive Ausmaße annehmen, dass man es als Aggression missdeutet. Kinder und Jugendliche mit solchen Problemen werden schnell wütend, streiten sich häufig und leisten gegen jegliche Aufgaben und Aufforderungen Widerstand, weil sie sich den Forderungen nicht anpassen wollen. Auch hier muss überlegt werden, ob die Auffälligkeiten plötzlich aufgetreten sind, in welchen Situationen sie verstärkt zutage treten, welche weiteren Symptome vorliegen und ob sie in Zusammenhang mit einem traumatischen Ereignis gebracht werden können.

c) *Das Ereignis gehört nicht im engeren Sinn zu den traumatischen Ereignissen.* Vereinzelt kann es vorkommen, dass Ereignisse, die nicht im eigentlichen Sinn traumatisch sind, eine der PTB ähnliche Symptomatik hervorrufen. Dann spricht man von einer Anpassungsstörung.

> **Zusammenfassung:**
>
> Einzelne Symptome können auch andere Ursachen haben. Aber das Auftreten der Symptome nach einem traumatischen Ereignis und die Kombination von Symptomen aus verschiedenen Bereichen machen es unwahrscheinlich, dass andere Ursachen vorliegen.

8 Welche weiteren Probleme treten häufig noch auf?

Posttraumatische Symptome gehen häufig mit der Entwicklung weiterer Probleme einher.

8.1 Ängste

Spezifische, auf die traumatischen Ereignisse bezogene Ängste, aber auch eine erneut auftretende Angst vor der Dunkelheit, Angst vor Monstern oder dem Alleinsein, die Angst, sich von vertrauten Personen zu trennen (Trennungsangst) mit anklammerndem Verhalten, solche Ängste und Verhaltensweisen sind bei Kindern in der Folge einer Traumatisierung häufig zu beobachten.

Auch sogenannte „soziale Ängste" sind häufig. Kinder fürchten sich dann übermäßig vor Situationen, in denen sie mit Menschen, vor allem außerhalb der Familie, zu tun haben und von diesen beurteilt werden könnten. Die Ängste können auf ganz konkrete Situationen beschränkt sein (z. B. Sprechen im Unterricht oder Essen vor den anderen Kindern, Kontakt mit Gleichaltrigen und auch zum anderen Geschlecht, auch das Treffen innerhalb von kleineren Gruppen, z. B. Verabredungen, Sportverein, Parties). Solche Ängste können sich aber auch auf fast alle Situationen ausweiten, in denen Kontakt mit anderen Menschen nötig ist. Wenn die Kinder solchen Situationen ausgesetzt sind, kann es zu Erröten, Händezittern, Übelkeit, Schweißausbrüchen, dem Drang zum Wasserlassen oder der Angst, erbrechen zu müssen, kommen. Möglicherweise wird das Kind zum Außenseiter, geht nicht mehr gern zur Schule oder erhält, insbesondere bei mündlichen Anforderungen, schlechte Noten.

8.2 Körperliche Probleme

Es kann auch zu einer erhöhten Infektanfälligkeit oder zum Verlust von bereits erworbenen Fähigkeiten, z. B. in den Bereichen Sprache oder Blasenkontrolle, kommen. Traumatische Erlebnisse können sich bei Kindern und Jugendlichen auch in verschiedenen körperlichen Beschwerden niederschlagen. Sie erwecken zwar den Anschein einer körperlichen Erkrankung, es lassen sich jedoch einfach keine medizinischen Ursachen dafür finden. Man spricht dabei von so genannten „somatoformen" (= wie körperlich bedingt erscheinende) Beschwerden. Es handelt sich um vielgestaltige körperliche Symptome, wie z. B. Kopfschmerzen, Bauchschmerzen, Erbrechen, Blässe, Nachlassen der körperlichen Energie, Muskelproblemen oder Fieber. Alle Kinder leiden ab und zu einmal an solchen Beschwerden, betroffene Kinder und Jugendliche haben sie aber häufig wiederkehrend.

8.3 Aggression

Bei manchen Kindern oder Jugendlichen fallen neu auftretende aggressive Verhaltensweisen auf. Grund dafür kann sein, dass die Kinder so nervös sind und überall nach Gefahr und Bedrohung Ausschau halten, dass sie die

Gefahr dann auch in harmlosen Situationen sehen, dann möglicherweise zuschlagen und somit auch wieder ein erneutes Risiko für eine Traumatisierung haben.

Beispiel:

Sami gerät andauernd in Schlägereien. Wenn man ihn so beruhigen kann, dass er darüber sprechen kann, wie er in die Schlägerei reingeraten ist, dann berichtet er etwa „Der hat mich so komisch angeschaut!" Sami ist als Angehöriger einer Minorität schon in seinem Heimatland oft geschlagen worden. Auch in Deutschland wurde das nicht besser und er hat sich oft mit seinem Vater darüber unterhalten. Dessen Meinung war, dass man sich wehren und im Notfall immer zuerst zuschlagen müsse. Weil Sami aber immer nervös ist und immer nach gefährlichen Situationen Ausschau hält, sieht er „Notfälle", wo keine sind.

8.4 Depression

Auch Depressionen können mitunter nach traumatischen Erlebnissen auftreten. Die Symptome unterscheiden sich dabei beträchtlich von Kind zu Kind. Sie können sich in gedrückter, trauriger Stimmung, Interessenverlust und Freudlosigkeit äußern. Das Kind ist vielleicht stiller als sonst und zieht sich immer mehr zurück. Gerade jedoch bei Kindern finden sich häufig Auffälligkeiten, die nicht unbedingt an das Vorliegen einer Depression denken lassen. Beispielsweise klagt das Kind über Müdigkeit, Kopf- oder Bauchschmerzen (ohne dass sich eine körperliche Ursache feststellen lässt)

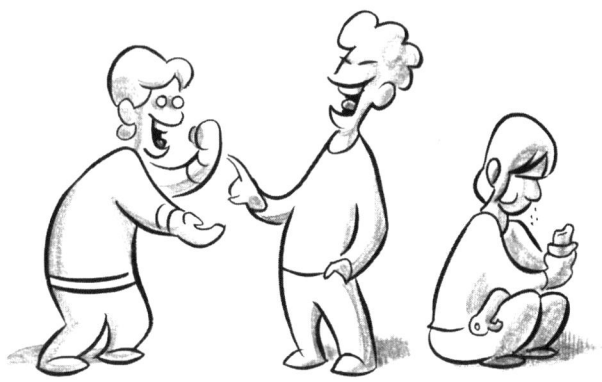

und hat keinen Appetit mehr. Oder aber es fängt an, immer mehr zu essen (und beruhigt oder tröstet sich damit). Das Kind wirkt unkonzentriert, die Schulleistungen fallen ab, es kann schlecht schlafen oder aber schläft auffallend mehr als sonst.

Auch ängstliches oder gereiztes Verhalten kann im Rahmen einer Depression bei Kindern und Jugendlichen auftreten. Die Belastung der Betroffenen kann dabei so enorm sein, dass es zu Selbstmordgedanken oder -versuchen kommt. Wenn diese geschilderten Verhaltensweisen also in der Folge eines Traumas bei Kindern oder Jugendlichen auffallen, kann sich eine Depression entwickelt haben. Es ist dann unbedingt ratsam, sich mit Fachleuten in Verbindung zu setzen.

8.5   Alkohol, Drogen, Tabletten und Selbstverletzung

Um die Anspannungen, die Übererregung, die Schlafprobleme und das Wiedererleben zu beenden, greifen Kinder und insbesondere Jugendliche bisweilen zu Alkohol und Drogen. Diese helfen ihnen, sich zu beruhigen. Andere Jugendliche beginnen, sich selbst zu verletzen, z. B. indem sie sich mit einem Messer Schnitte zufügen oder ihren Kopf gegen die Wand schlagen. Diese Methoden bringen den Betroffenen kurzfristig Erleichterung. Langfristig sind sie natürlich überhaupt nicht hilfreich. Als Folge kann sich der Jugendliche z. B. in gefährlichen Situationen schlechter schützen und gerät dann vielleicht in weitere potenziell „traumatische" Situationen.

8.6   Essstörungen

Manchmal stellen sich infolge einer Traumatisierung Essstörungen ein. Das Kind oder der Jugendliche nimmt z. B. rasch an Gewicht zu oder ab oder beginnt, sich regelmäßig zu erbrechen. Essattacken oder Erbrechen werden von manchen Personen mit PTB eingesetzt wie Alkohol oder Drogen: Sie vermindern die in der Situation empfundene Belastung und lenken ab. Falls Sie bei dem betroffenen Kind eine dieser Veränderungen feststellen, dann sollten Sie professionelle Hilfe einleiten. Vor allem deswegen, weil eine starke Gewichtsabnahme zu einer tödlichen Gefahr werden kann. Auch häufiges Erbrechen ist sehr ungesund, selbst wenn der Betroffene normalgewichtig ist. Es kann z. B. zu gefährlichem Kaliummangel führen.

8.7 Dissoziation

Viele Opfer von Traumatisierung berichten, dass sie manchmal das Gefühl haben, Teile ihres Körpers nicht zu spüren, sich selbst von außen zu sehen oder die Welt um sich herum nicht richtig wahrnehmen zu können. Oder sie berichten über Zeitspannen, in denen sie im Nachhinein nicht mehr wissen, was sie gemacht haben bzw. wo sie waren. Diese Beschwerden nennt man Dissoziation. Besonders nach schweren Gewalterfahrungen können sie auftreten: Das Opfer schaltet sich selber, seine Wahrnehmung und Empfindungen sozusagen aus. Sind diese Beschwerden häufig und stark, dann können sie zu einer weiteren Gefährdung des Kindes beitragen: Im Zustand der Dissoziation kann es Gefahren nicht richtig einschätzen und sich vielleicht auch nicht in angemessener Weise verhalten.

Zusammenfassung:

PTB tritt häufig in Kombination mit anderen Störungen auf. Dies können insbesondere andere Angststörungen, Depressionen, Alkohol- und Drogenprobleme und Aggressionen sein, aber auch ungeklärte körperliche Beschwerden.

9   Wie ist die weitere Entwicklung?

Was den Verlauf einer PTB betrifft, gibt es verschiedene Möglichkeiten. Im ersten Jahr nach einem Trauma ist es möglich, dass sich ein Teil der Betroffenen von selbst wieder erholt. Das traumatische Ereignis ist natürlich nicht vergessen, aber die damit verbundenen psychischen Beschwerden sind ganz oder größtenteils verschwunden. Bei einem anderen Teil der Betroffenen ist davon auszugehen, dass es unbehandelt zu einer Aufrechterhaltung der PTB-Symptomatik kommt. Dabei ist das Risiko für einen lange andauernden (chronischen) Verlauf umso größer, je schwerer die anfänglichen Probleme waren. Zudem gibt es unterschiedliche Verhaltensweisen, die zur Aufrechterhaltung des Störungsbildes beitragen können. Die Ausführungen in den folgenden Kapiteln werden solche Punkte noch näher behandeln.

Es kann auch zu Schwankungen im Verlauf kommen. So scheinen manche Traumatisierte das Geschehene gut bewältigt zu haben, aber bei erneuten, vielleicht sogar harmlosen Ereignissen entwickelt sich eine heftige Symptomatik. Eine Minderheit der Betroffenen zeigt einen verzögerten Beginn, d. h. nach Wochen oder Monaten ohne Symptome entwickeln sie plötzlich eine PTB.

Beispiel:

Nermin hat während des Bosnien-Krieges ein Massaker überlebt, bei dem auch seine Eltern ermordet wurden. Damals war er sechs Jahre alt. Er kommt nach Deutschland zu Verwandten und zeigt keine intensiven Symptome. In der Schule ist er zwar etwas schüchtern und zurückgezogen, aber er kommt gut zurecht. Als er neun Jahre alt ist, hat ein Schulkamerad einen Unfall in der Sportstunde und verletzt sich. Überall ist Blut und alle Kinder sind aufgeregt. Der Rettungshubschrauber kommt und bringt den Schulkameraden ins Krankenhaus. Während sich fast alle im Laufe der nächsten Tage beruhigen, erscheint Nermin immer aufgeregter. Er ist unkonzentriert, irgendwie atemlos und aufgekratzt. Er schläft schlecht, hat Albträume und wacht schreiend auf.

Weil sich ein Kind noch in der Entwicklung befindet, kann sich eine Traumatisierung jenseits der typischen PTB-Symptomatik in vielfältiger Weise auf unterschiedliche Fähigkeiten und Lebensbereiche auswirken:

- Das Kind oder der Jugendliche verliert möglicherweise das Vertrauen in eine Grundsicherheit, die normalerweise von den Eltern gewährleistet wird und nimmt die Welt als gefährlich wahr. Da es ständig um die eigene und um die Sicherheit der Eltern fürchtet, hat es vielleicht Schwierigkeiten, sich von den Eltern zu lösen und eine Unabhängigkeit zu entwickeln.
- Die Beziehungen zu Gleichaltrigen werden beeinträchtigt. Aufgrund der für andere unverständlichen ängstlichen oder aggressiven Verhaltensweisen wird das Kind oder der Jugendliche von ihnen abgelehnt. Auch Entwicklungsrückschritte, die das Kind eventuell durchmacht, tragen dazu bei.
- Aufgrund der Konzentrationsschwierigkeiten kommt es zu Lernproblemen, die wiederum das Selbstwertempfinden des Kindes mindern können.
- Das Spielverhalten und seine Funktion für die Entwicklung eines Kindes kann behindert werden. Das gilt vor allem für jüngere Kinder, wenn durch das wiederholte Nachspielen der traumatischen Situation die Entfaltung des normalen Spielens eingeschränkt ist.
- Das Planungsbestreben des Kindes oder des Jugendlichen kann eine grundsätzliche Einschränkung erfahren. So erscheint es für sie unmög-

lich, die Zukunft zu planen. Deshalb entscheiden sie beispielsweise auch, dass es sich nicht lohnt, sich in der Schule anzustrengen.

- Auswirkungen sind auch auf die Entwicklung eigener Grundüberzeugungen zu Gerechtigkeit, persönlicher Sicherheit und Kontrolle denkbar, z. B., wenn das Kind erfährt, dass der Mörder eines Elternteils oder der Vergewaltiger ungestraft bleibt.
- Möglicherweise schließt sich das Kind auch einer kritischen oder gefährlichen Gruppierung an, weil es sich davon mehr Schutz und Sicherheit verspricht.
- Aber es kann auch positive Entwicklungen geben: Manche Kinder machen plötzliche Entwicklungssprünge, wie etwa die kleine Sonia, die ebenfalls in einen Unfall verwickelt war und dann von einem Tag auf den anderen sauber wurde. Andere Kinder und Jugendliche entwickeln ein besonderes Verantwortungsgefühl oder wirken reifer und nachdenklicher als ihre Altersgenossen. Sie engagieren sich mehr in Vereinen und in der Schule, oder manchmal entwickeln sie einen neuen und ehrgeizigen Berufswunsch.

Beispiel:

Maria, 13 Jahre alt, kommt aus einem Kriegsgebiet und lebt in einem Asylbewerberheim. Neben all den schrecklichen Dingen, die in ihrem Heimatland geschahen, musste sie miterleben, wie ihr zwei Jahre älterer Bruder in Deutschland an Krebs starb. Wegen der schlechten Versorgung in ihrem Heimatland konnte dort die Krankheit nicht behandelt werden und in Deutschland war es dann zu spät. Maria hat in kürzester Zeit deutsch gelernt, hat ausgezeichnete Noten und strengt sich sehr an. Wenn sie groß ist, will sie Ärztin werden und Kindern in Not helfen.

Zusammenfassung:

In den ersten Monaten nach dem traumatischen Ereignis kann es bei einem Teil der Betroffenen zu einer Verbesserung der Symptomatik ohne äußere Hilfe kommen. Nach dieser Zeit wird es dann unwahrscheinlich, dass sich das Befinden von selbst verbessert.

10 Was sind die Ursachen?

Es existieren verschiedene Vorstellungen darüber, wie es in der Folge eines Traumas zur Ausbildung posttraumatischer Beschwerden kommt. Man sollte jedoch die einzelnen Ansätze nicht isoliert betrachten, sondern vielmehr versuchen, sie zu einem Gesamtbild zu integrieren. So scheinen mehrere Aspekte an der Ausbildung einer PTB beteiligt zu sein. Dabei handelt es sich um Besonderheiten der Erinnerung an das Trauma (das „Traumagedächtnis" und die Auslöser von Erinnerungen) und der Bewertung des Traumas und seiner Konsequenzen. Beides führt zu einem Gefühl von Bedrohung und der typischen posttraumatischen Symptomatik. Um dies zu vermeiden, werden oft wenig hilfreiche Verhaltensweisen und Denkstrategien eingesetzt, die höchstens kurzfristig Erleichterung bringen (z. B. Vermeidung), aber auf lange Sicht die Probleme eher vergrößern. Das Ganze kann man sich so wie in Abbildung 2 vorstellen.

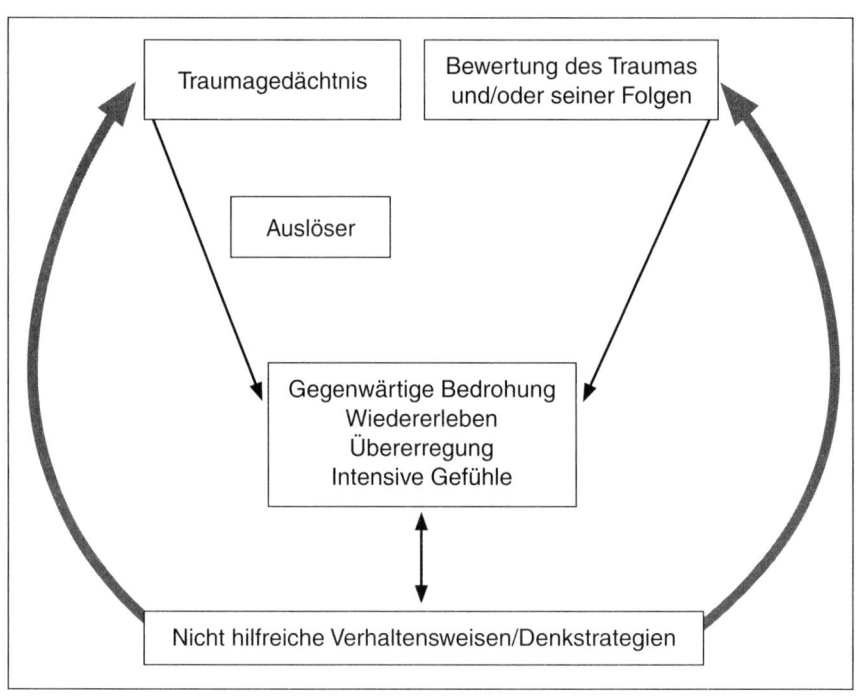

Abbildung 2:
Teufelskreismodell der PTB

Auch wenn auf den ersten Blick viele Pfeile und Kästchen in der Abbildung sind, kann man erkennen, dass es eigentlich ein Teufelskreis ist. Zum Beispiel: Besonderheiten des Traumagedächtnisses führen dazu, dass man Teile des Ereignisses wiedererlebt. Man versucht dann möglichst nicht daran zu denken, was dann paradoxerweise zu einer weiteren Verfestigung führt.

Aber nun im Detail zu den Kästchen:

10.1 Das Traumagedächtnis

In einer traumatischen Situation arbeitet das Gehirn anders als in normalen Situationen. Die Situation ist gefährlich, und das Gehirn sortiert die Erlebnisse nicht ausreichend, sondern speichert alles in der „Rohversion" ab. Diese Art der Speicherung führt dazu, dass immer wieder Teile des Geschehens ungewollt in den Sinn kommen (das sind die Wiedererlebenssymptome) und dass andererseits immer wieder die Umgebung nach Reizen abgesucht wird, die eine Ähnlichkeit zu dem traumatischen Ereignis haben (dies erklärt die Konzentrationsstörungen, Unruhe und Schreckhaftigkeit). Letzteres dient eigentlich dem Schutz der Person und soll helfen, dass man nicht wieder in eine ähnliche Situation gerät – eigentlich ein guter und schützender Prozess. Leider hat er auch ein paar unangenehme Nebenwirkungen: Die Situation ist vorbei, sie ist in der Vergangenheit passiert und jetzt leben die meisten Personen in einer recht sicheren Umgebung. Wenn man also die ganze Zeit nach gefährlichen Situationen sucht, bleibt man ängstlich und übererregt und bewertet auch eigentlich harmlose Situationen völlig falsch. Was wiederum zu einer Reihe neuer Probleme führen kann (der Fall des 14-jährigen Sami auf Seite 10 und Seite 23 ist dafür ein gutes Beispiel).

Auch das Wiedererleben trägt durch das plötzliche Auftreten und die Unmittelbarkeit des Erlebens dazu bei, dass man Angst bekommt. Kurzum: Die Erinnerungen an das traumatische Ereignis lassen einen nicht los.

Beispiel:

Vera, das Mädchen mit dem Autounfall, die seitdem immer wieder rote Lichter mit dunklem Hintergrund sieht, bekommt bei diesem Wiedererleben starke Angst. Sie beginnt schnell und heftig zu atmen. Und die roten Lichter sind überall: Der Fernseher hat ein rotes Stand-by-Lämpchen, das im Dunkeln vor sich hinglüht, am Computer ist ein rotes Licht, am Herd usw. Vera schaut dann schnell weg und versucht, an etwas anderes zu denken. Aber das Herzklopfen bekommt sie trotzdem.

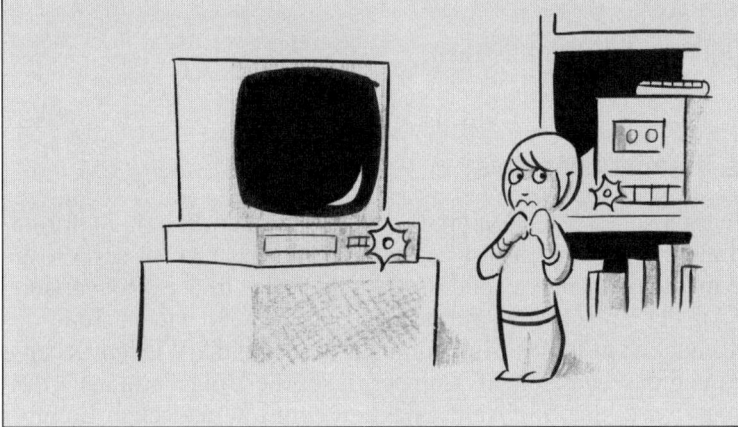

10.2 Die Auslöser

Während eines traumatischen Ereignisses werden die starken Gefühle, wie Angst, Schrecken und Hoffnungslosigkeit, mit verschiedenen Merkmalen der Situation verknüpft. Verschiedene Reize, die vorher neutral für die Person waren (z. B. ein bestimmter Ort), erlangen nun eine negative Bedeutung und können in der Folgezeit Angst und Erschütterung auslösen (z. B. löst das Geräusch der Toilettenspülung bei einem Opfer der Tsunamikatastrophe in Thailand immer noch Ängste aus). Dieser Prozess verselbstständigt sich, so dass letztlich viele unterschiedliche Dinge zum Erleben von Angst führen können. Manchmal sind diese Auslöser sehr einfach zu erkennen, manchmal kann man sie auch erst während einer längeren Behandlung herausfinden, weil die Verbindung nicht so offensichtlich ist.

Beispiel:

Einer von Veras Auslösern sind rote Lichter, aber auch das Herzklopfen selbst ist ihr inzwischen richtig unangenehm. Wenn sie zum Beispiel in der Schule schnell in den zweiten Stock hinaufläuft, bekommt sie Herzklopfen und dann hat sie auf einmal auch wieder Angst.

10.3 Nicht hilfreiche Verhaltensweisen: Vermeidung und Sicherheitsverhalten

Damit sie nicht so häufig die Wiedererlebenssymptome und die damit verbundene Angst erleben müssen, versuchen viele Betroffene, möglichst nicht an das Trauma und seine Begleitumstände zu denken. Dies wird manchmal direkt von wohlmeinenden Bezugspersonen angeraten, die z. B. sagen, man solle einfach nicht mehr daran denken. Das ist aber kein guter Rat im Sinne der Überwindung eines traumatischen Ereignisses.

Betroffene versuchen dann, bestimmte Orte nicht mehr aufzusuchen, bestimmte Aktivitäten zu vermeiden oder versuchen, Gedanken und Gefühle daran zu unterdrücken. Der Betroffene lernt, dass diese Bemühungen erst einmal zur Verminderung von Angst und Unruhe beitragen. Kurzfristig ist eine solche Vermeidung sicher ein Weg, um sich vor den erschreckenden und überwältigenden Erinnerungen zu schützen. Es ist ja auch ganz verständlich, dass man Dinge vermeidet, die einen ängstigen. Langfristig aber wird es mit dieser Strategie nicht gelingen, das Trauma zu überwinden. Gedanken und Gefühle wird man nie vollständig vermeiden können. Im Gegenteil, sie werden immer häufiger und hartnäckiger, wenn man sie gewaltsam zu unterdrücken versucht. Dies kann man einfach selbst herausfinden, indem man sich vornimmt, zum Beispiel für zehn Minuten auf keinen Fall an grüne Elefanten zu denken. Probieren Sie es aus: Obwohl Sie vorher nie an grüne Elefanten gedacht haben, werden Ihnen bei dem angestrengten Versuch, auf keinen Fall daran zu denken, sicher Bilder von Elefanten oder der Farbe Grün oder von grünen Elefanten in den Sinn kommen.

Ein weiteres Problem ist, dass durch die Vermeidung das eigene Leben mehr und mehr eingeschränkt wird. Die Betroffenen vermeiden ja bestimmte Dinge auch, weil sie glauben, dass eine Katastrophe passiert, wenn sie sich einer entsprechenden Situation aussetzen oder die schrecklichen Gedanken zulassen. Auf diese Weise können sie jedoch nicht herausfinden, dass ihre Befürchtungen übertrieben sind und die Welt gar nicht so gefährlich ist, wie sie zunächst nach einem Trauma erscheint.

Beispiel:

Vera möchte nach dem Autounfall nicht mehr in ein Auto steigen. Wenn ihre Mutter sie überreden möchte, dann weint sie und bekommt einen Wutanfall. Das ganze führt dazu, dass die Mutter gar nicht oder allein fährt. Das ist aber eine große Aktion, da dann jemand anderes bei Vera sein muss, weil sie allein Angst hat. Vera hat alle Aktivitäten aus ihrem Leben verbannt, die einen längeren Weg beinhalten. So geht sie nicht mehr Reiten, da man ja zum Reiterhof mit dem Auto fahren muss.

Neben dem Gedankenunterdrücken fangen manche Kinder und Jugendliche an, intensiv über das Erlebte zu grübeln. Beispiele für solche Grübelinhalte sind „Warum ist es ausgerechnet mir passiert? Was hätte ich tun können, um es zu verhindern? Warum habe ich mich so und nicht anders verhalten?" Auch das ist eine mögliche Strategie, sich nicht wirklich mit dem Trauma und seinen Folgen auseinander zu setzen: Man denkt an alles Mögliche, aber nicht daran, was damals tatsächlich geschehen ist. Auch diese Form der Unterdrückung von Erinnerungen führt dazu, dass sich die PTB nicht bessert.

Neben dem Grübeln versuchen viele Jugendliche auch andere Methoden, um ihre belastenden Gefühle zu unterdrücken: Sie trinken Alkohol, nehmen Drogen und/oder Medikamente oder verletzen sich selbst.

10.4 Die Bewertung des Traumas und seiner Folgen

Die Bewertung des Traumas sowie bestimmte Verhaltensweisen nach einem Trauma beeinflussen die Entwicklung posttraumatischer Symptome und deren Aufrechterhaltung. Die Betroffen nehmen zunächst einmal die Symptome bei sich wahr. Eine wichtige Rolle spielen nun negative Bewertungen des Traumas und der eigenen Beschwerden. Wenn man z. B. eine erlittene Gewalttat so bewertet, dass einen selbst keine Schuld trifft und glaubt, dass man sich richtig verhalten hat, dann fühlt man sich ganz anders, als wenn man denkt, dass man sich falsch verhalten und dadurch die Gewalttat ausgelöst hat. Viele Opfer von sexuellem Missbrauch sind zum Beispiel der Meinung, dass sie den Täter dazu gebracht haben, sie zu missbrauchen („Ich hatte ein zu kurzes Nachthemd an, ich hätte nicht mit ihm knuddeln dürfen …"). Solche Gedanken führen zu einer erheblichen Belastung, ebenso Gedanken wie „Ich bin nirgendwo sicher", „Ich bin an allem schuld", „Wenn ich an das Trauma denke, breche ich zusammen", „Dass ich so reagiere, bedeutet, dass etwas mit mir nicht stimmt", „Es wird wieder passieren" oder „Meine Symptome bedeuten, dass ich verrückt werde." Verständlicherweise unternehmen die Betroffenen Versuche, ihre belasteten Gefühle und Gedanken unter Kontrolle zu bringen und fangen an, alles zu vermeiden, was mit dem Trauma in Verbindung steht.

Kinder können je nach Alter und Entwicklungsstand Ereignisse noch nicht gut bewerten. Sie richten sich in ihrer Bewertung sehr stark nach der Bewertung des Ereignisses durch ihre Bezugspersonen. Dies ist in der kindlichen Entwicklung ein wichtiger Prozess, denn nur wenn eine Mutter das Kind vor schädlichen Erfahrungen warnt, kann das Kind das Verhalten lernen, ohne die Erfahrung selbst zu machen (z.B. „Fass nicht in die Flammen! Lauf nicht auf die Straße! ...“). Wenn es nun zu traumatischen Erfahrungen kommt, richten sich Kinder meist in ihrer Bewertung auf ihre Bezugspersonen hin aus. Wenn aber die Bewertung der Erwachsenen selbst problematisch ist, dann kann dies dem Kind schaden.

Beispiel:

Janina, 13 Jahre alt, wird von einem Bekannten der Familie bei einem gemeinsamen Fest an den Brüsten und zwischen den Beinen berührt. Der Bekannte versucht, Janina im Kinderzimmer auszuziehen und möchte, dass sie seinen Penis berührt. Janina schafft es schließlich, davonzulaufen und sich im Garten zu verstecken. Aus Angst geht sie die ganze Nacht nicht ins Haus zurück und traut sich auch nicht einzuschlafen.

Als sie es am nächsten Tag der Mutter erzählt, meint diese, Janina wäre „halt schon selber Schuld“ gewesen. Sie hätte mit dem Bekannten geflirtet und hätte sich ja auch entsprechend gekleidet.

Janina fühlt sich nun gleichzeitig verlassen, beschämt und verzweifelt. Ihre Mutter sollte ihr doch helfen. Was soll sie nun tun? Oder ist sie doch selbst schuld? Sie ist wütend und traurig und überlegt, ob sie weglaufen soll.

Es kann aber auch sein, dass Kinder versuchen, sich auf der Basis ihrer bisherigen Erfahrungen eine eigene Erklärung für das Geschehen zu geben. Dies kann für Erwachsene schwer verständlich sein, da es eben nicht der Erwachsenenlogik folgt. Manchmal spricht man hier auch von „magischem Denken“.

Beispiel:

Simon, 5 Jahre alt, ist traurig, weint viel und hat sich sehr zurückgezogen. Seine Mutter musste eines Nachts plötzlich ins Krankenhaus. Sie hatte Kopfschmerzen und erbrach sich. Die Mutter ist im Krankenhaus dann innerhalb von wenigen Wochen an einem Gehirntumor gestorben. Alle in Simons

---

Umfeld glauben, dass Simons Verhalten auf die Trauer um seine Mutter zurückzuführen ist. Das ist auch so und trotzdem noch ein bisschen anders. Nach langer Zeit findet seine Lieblingstante heraus, dass Simon glaubt, seine Mutter sei gestorben, weil er so ein unartiger Junge war. In den Tagen vor der Erkrankung hatte es viele Auseinandersetzungen gegeben, weil die Mutter sagte, Simon mache soviel Lärm und sie würde schon Kopfschmerzen davon bekommen. Simon glaubt nun, dass der Lärm Mutters Krankheit verursacht hat und dass er an allem schuld ist.

10.5 Weitere wichtige Faktoren

Fachleute glauben, dass eine Traumatisierung die grundlegenden Überzeugungen und Erwartungen einer Person erschüttert und negativ verändern kann. Das betrifft beispielsweise die eigenen Überzeugungen von der persönlichen Sicherheit, Vorstellungen von der Welt als gerecht, bedeutungs- und sinnvoll oder von sich selbst als kompetent und zur Kontrolle fähig. Plötzlich hält man sich selbst für wertlos und beschuldigt sich in unangemessener Weise für die Dinge, die passiert sind. Die Welt erscheint einem schlecht und gefährlich, so dass man ständig auf der Hut sein muss. Da solche Grundüberzeugungen über die Welt und sich selbst bei Kindern noch nicht ausgereift sind, sind die Auswirkungen traumatischer Erfahrungen im Kindes- und Jugendalter für die Entwicklung der Person ganz besonders wichtig.

Es gibt auch Erklärungsansätze, die stressbedingte, biochemische Veränderungen im Gehirn und im Stoffwechselhaushalt infolge eines Traumas für eine PTB verantwortlich machen. Es ist bislang aber erst unzureichend untersucht, inwieweit sich solche Vorgänge auf die kindliche Entwicklung auswirken können.

Letztlich gibt es eine Reihe von weiteren Faktoren, die das Risiko, an einer PTB zu erkranken, erhöhen können. Hierzu gehören z. B. das Geschlecht (Mädchen erkranken nach einer Traumatisierung etwas häufiger als Jungen an PTB), bereits früher gemachte traumatische Erfahrungen, Reaktionen von wichtigen Bezugspersonen nach dem Trauma, die Dauer und Vorhersehbarkeit eines Traumas oder das Ausmaß körperlicher Verletzungen. Man weiß heute jedoch, dass weniger die von außen einschätzbare Schwere eines Traumas, sondern vielmehr die persönliche, individuelle Einschätzung der traumatischen Situation, z. B. die wahrgenommene Lebensbedrohung, die Ausbildung von posttraumatischen Symptomen beeinflusst.

Zusammenfassung:

Die Besonderheiten des Traumagedächtnisses und die Bewertung des Traumas und seiner Folgen spielen die zentrale Rolle bei der Entstehung und Aufrechterhaltung von Wiedererleben und Übererregung. Nicht hilfreiche Verhaltensweisen, wie Vermeidung oder Grübeln führen dann letztendlich zu einem Teufelskreis.

11 Wie können Eltern und Bezugspersonen helfen?

Wie man am besten ein Kind in der Bewältigung eines Ereignisses unterstützt, ist von mehreren Faktoren abhängig. Direkt nach dem Ereignis, wenn Schock, Entsetzen, Schrecken oder Fassungslosigkeit vorherrschen, sind andere Verhaltensweisen wichtig, als später, wenn die Folgen des Ereignisses abschätzbar sind. Weiterhin ist es wichtig, ob und wie Eltern und Bezugspersonen das Ereignis miterlebt haben.

11.1 Wie lange liegt das traumatische Ereignis zurück?

Gleich nach einem Ereignis ist es wichtig, dass Kinder und Jugendliche soviel Unterstützung von ihren Bezugspersonen wie möglich bekommen. Kinder und Jugendliche brauchen das Zusammensein mit ihren Eltern und wichtigen Bezugspersonen noch mehr als sonst. In dieser Phase ist es hilfreich, einfach für das Kind da zu sein, Sicherheit und Geborgenheit zu vermitteln, zu trösten. Möglicherweise ist es für die Betroffenen hilfreich, mit jemandem über das Erlebte sprechen zu können und jemanden zu haben, der zuhört. Man sollte dabei ruhig, ehrlich, offen und in sachlicher Art und Weise über das Ereignis sprechen und nicht versuchen, Dinge zu verschweigen.

Allerdings sollte man auch die Beschreibung unnötiger Details vermeiden. Es kann ebenfalls erleichternd für das Kind sein, zu erfahren, dass es auch für andere Menschen in einer solchen Situation schwer ist, das Erlebte zu verarbeiten und dass es ganz normale Reaktionen auf ein schlimmes Erlebnis zeigt. Wichtig ist aber auch die altersgerechte Mitteilung eigener Sorgen und Ängste bzw. entsprechende Zurückhaltung. Je kleiner das Kind, desto vorsichtiger sollte man hier sein, um es nicht zusätzlich zu belasten. Maßgeblich für die Zeit unmittelbar nach dem Trauma sollten in jedem Fall auch die Wünsche und Bedürfnisse des Kindes bzw. des Jugendlichen sein. Ebenfalls hilfreich ist es, tägliche Routinen beizubehalten, z. B. Schlafens- und Essenszeiten.

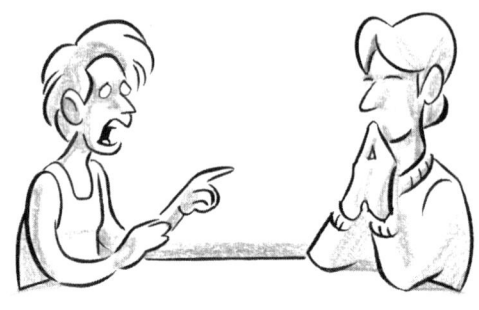

Falls sich das Befinden des Kindes nicht innerhalb der ersten Wochen deutlich verbessert, dann sollte man Kontakt mit einem Kinder- und Jugendlichenpsychotherapeuten oder einem Arzt für Kinder- und Jugendpsychiatrie und -psychotherapie aufnehmen. Manche dieser Fachkräfte haben einen Schwerpunkt in der Behandlung der Folgen von Traumatisierungen. Um diese Kollegen zu finden, kann man sich bei den Psychotherapeutenkammern der Länder, den Ärztekammern, der Deutschsprachigen Gesellschaft für Psychotraumatologie oder der Deutschen Gesellschaft für Kinder- und Jugendpsychiatrie, Psychosomatik und Psychotherapie erkundigen (vgl. hierzu auch Anhang, S. 56). In einer speziell auf das Kind abgestimmten psychotherapeutischen Behandlung kann das Kind lernen, die Erinnerungen an das Trauma zu verarbeiten und mit den belastenden Gedanken und Gefühlen fertig zu werden. Genauere Ratschläge finden Sie im Kapitel 11.3.

11.2 Wie geht es Ihnen?

Traumatische Ereignisse sind unter mehreren Aspekten besonders: Weil Eltern, Bezugspersonen und Kinder häufig gemeinsam das Ereignis (z. B. Autounfälle oder Naturkatastrophen) erlebt haben, sind auch die Eltern häufig traumatisiert und es geht ihnen, auch weil sie die Situation noch besser einschätzen können als ihr Kind, vielleicht entsprechend schlecht. Traumatische Ereignisse haben auch oft „Folgekosten". Zu der Sorge um das Kind können medizinische Nachbehandlungen und Krankenhausaufenthalte oder juristische Probleme hinzukommen und manchmal auch noch das letzte bisschen Energie kosten, das Eltern und Bezugspersonen noch hatten. Manchmal kann es auch aufgrund der Folgen des Ereignisses zu finanziellen Problemen kommen, die dann noch weitere gravierende Veränderungen bewirken, wie etwa, dass die Familie vielleicht umziehen muss.

Aber auch wenn Eltern nicht direkt betroffen sind, machen sie sich häufig Vorwürfe, Situationen falsch eingeschätzt zu haben.

Beispiel:

Die Mutter von Sophia, die wir im ersten Kapitel kennengelernt haben, macht sich große Vorwürfe, dass sie Sophia erlaubt hat, zu der Geburtstagsparty der Klassenkameradin zu gehen. Die Familie des Geburtstagskindes war ihr nie sympathisch und in der Schule gab es Gerüchte, dass der Vater trinke und auch seine Frau misshandeln würde. Die Mutter meint nun, sie sei schuld an dem Geschehen, weil sie den Besuch der Geburtstagsparty erlaubt hat.

Noch schwieriger wird die Situation, wenn Mütter/Väter, z. B. im Falle sexuellen oder körperlichen Missbrauchs, selbst den Täter gut kennen und es sich um ein Familienmitglied oder einen Freund handelt. Die Unsicherheiten, Konflikte und familiäre Verwicklungen, die damit verbunden sind, können dann dazu führen, dass das Kind nicht ausreichend in der Bewältigung unterstützt werden kann.

Wenn Sie also die Symptombeschreibungen in Kapitel 3 durchlesen und einiges bei sich selbst wiedererkennen, sich selbst immer wieder Vorwürfe machen oder in einer engen Beziehung zu einem Täter stehen, dann sollten sie unbedingt eine Unterstützung für sich selbst suchen. Dies kann über Beratung durch Beratungsstellen in Ihrer Stadt erfolgen, aber auch über eine eigene Psychotherapie für sich selbst. Der Behandler des Kindes kann den Eltern nur eingeschränkt helfen: Er oder sie wird sie zwar in die Behandlung mit einbeziehen, aber sein/ihr Schwerpunkt liegt auf dem Wohl und der Behandlung des Kindes.

11.3 Konkrete Ratschläge

Im Folgenden finden Sie Ratschläge, wie Eltern (und Betreuer) sich bei den entsprechenden Problemen und gemäß dem Alter des Kindes verhalten können.

1 **Wie kann ich mein Kind bei der Bewältigung eines traumatischen Ereignisses unterstützen?** Allgemein hilfreiches Verhalten:

- Körperkontakt wird von fast allen Kindern als beruhigend erlebt. Bei Vorschulkindern kuscheln Sie also, nehmen Sie Ihr Kind auf den Schoß oder halten Sie seine Hand. Bei Schulkindern ermöglichen Sie es, dass das Kind nahe bei Ihnen sitzen kann oder halten Sie seine Hand, wenn es ängstlich wird. Falls das Kind das nicht möchte, dann bestehen Sie nicht darauf. Achten Sie bei älteren Kindern auf die Signale, in welcher Weise Körperkontakt erwünscht ist; vereinbaren Sie u.U. Sicherheit gebende diskrete Signale (z.B. Augenkontakt).
- Wenn das Kind über das Ereignis reden möchte, dann geben Sie ihm die Gelegenheit dazu.
- Falls das Kind nicht reden möchte, dann zwingen Sie es nicht dazu. Falls aber Ihr Kind extrem schweigsam und zurückgezogen ist, können Sie Gefühle beschreiben, die andere Kinder in so einer Situation haben könnten (z.B. „Ich könnte mir vorstellen, dass andere Kinder, die so was erlebt haben, sehr traurig/ärgerlich/ ängstlich/... sind").
- Stellen Sie Alltagsroutinen wieder her. Wenn vor dem Ereignis eine bestimmte Abfolge beim Zubettgehen bestand, bestehend etwa aus Zähne putzen, Geschichte lesen, kuscheln und Licht ausmachen am Abend, oder aus einer bestimmten Abfolge von Handlungen nach Schulende, dann versuchen Sie, diese Routinen sobald wie möglich wieder aufzunehmen. Routinen geben Sicherheit.
- Teilen Sie Ihre eigenen Ängste möglichst wenig mit dem Vorschulkind und nur in sehr dosierter Form dem Schulkind mit. Kinder übernehmen für die Bewertung ihrer eigenen Sicherheit die Bewertung ihrer Bezugspersonen. Kinder, die ihre eigenen Eltern als überfordert oder sehr besorgt wahrnehmen, wollen diese möglicherweise schützen oder halten dann ihre eigenen Sorgen zurück. Dies kann dazu führen, dass wichtige Fragen nicht gestellt werden, oder dass die Eltern das Leiden der Kinder unterschätzen. Wenn Sie sehr ängstlich und besorgt sind, dann teilen Sie ihre Gefühle mit anderen Erwachsenen, nicht mit kleinen Kindern. Achten Sie darauf, dass das Kind nicht mithört, wenn Sie sich mit anderen Per-

sonen darüber unterhalten. Grundsätzlich gilt: Je besser Sie das Geschehene verarbeiten können, umso besser können Sie Ihr Kind unterstützen. Holen Sie sich die Unterstützung, die Sie brauchen.

- Aber Achtung: Besteht die Gefährdung weiter, dann gilt, dass Sie die Kinder darauf hinweisen sollten, wie sie sich in Zukunft am besten verhalten sollten. Kinder wollen sich bei ihren Eltern in Sicherheit fühlen. Hinweise auf Polizei, Feuerwehr oder andere Bezugspersonen, die ebenfalls Sicherheit gewährleisten können und die für das Kind erreichbar sind, sind jedoch sinnvoll.

- Möglicherweise müssen Sie die Situation mehr als einmal erklären. Kinder brauchen Wiederholungen. Überprüfen Sie, ob das Kind Sie verstanden hat oder ob die Erklärung möglicherweise zu schwierig ist. In der Erklärung sollte enthalten sein, dass das Geschehen vorbei ist und falls es an einem anderen Ort stattfand, dass der Ort weit weg ist. Helfen Sie dem Kind, zwischen jetzt und damals zu unterscheiden.

2 **Unsicherheit bezüglich des Ablaufs des traumatischen Ereignisses.** Kinder wollen meistens wissen, was passiert ist und tauschen sich mit anderen Kindern aus, oder sie erfahren Details aus den Medien. Dies kann dazu führen, dass ein Ereignis noch schrecklicher wird, als es bereits war.

Wie können Eltern helfen? Eltern und Bezugspersonen sollten dem Kind erklären, was passiert ist. Vermeiden Sie dabei unnötige und grausame Details. Falls Ihr Kind nachfragt, erklären Sie das Geschehen so ruhig und gelassen wie möglich. Wenn Details unglaubwürdig erscheinen, so korrigieren Sie sie. Betonen Sie, dass das Ereignis vorbei ist. Erklären Sie dem Kind seither getroffene Sicherheitsmaßnahmen (z. B. „Die neue Türe ist viel stabiler und hat ein besseres Schloss.") oder wer für Hilfe zuständig ist (Feuerwehr, Polizei etc.) und wie man diese holen kann. Erläutern Sie dem Kind vorab, was als Nächstes geschehen wird (z. B. Befragung durch die Polizei, Beerdigung).

3 **Allgemeine Ängstlichkeit.** Kinder können Angst davor haben, allein bzw. ohne ihre Eltern zu sein, oder bestimmte Tätigkeiten allein zu erledigen, wie etwa in den Keller zu gehen oder allein ins Bett zu gehen. Möglicherweise kehren „alte" Verhaltensweisen, wie Daumen lutschen oder Bettnässen, zurück. Kinder können allgemein sehr ängstlich werden und Verhaltensweisen, die längst selbstverständlich waren (wie etwa allein zur Schule gehen, allein schlafen etc.), können auf einmal verweigert werden. Trennungen werden manchmal nicht mehr akzeptiert. So können Kinder Wutanfälle oder extreme Angst zeigen, wenn Eltern weggehen.

Wie können Eltern helfen? Eltern und Bezugspersonen sollten so ruhig und gelassen wie möglich erscheinen. Zeigen Sie Verständnis für die Angst des Kindes, aber lassen Sie sich nicht auf Dauer in Alltagsroutinen unterbrechen. Sonst besteht die Gefahr, dass sich das Verhalten des Kindes weiter verfestigt. Falls Sie allein weg müssen (z. B. Einkäufe, Arztbesuche), dann geben Sie dem Kind soviel Kontrolle wie möglich. Sagen Sie, wohin Sie gehen und wann Sie wieder zurückkehren. Bei kleinen Kindern kann es auch sinnvoll sein, einen Gegenstand, der der Bezugsperson gehört, zurückzulassen (z. B. ein Kleidungsstück). Schenken Sie aber dem anhänglichen Verhalten keine zu starke Aufmerksamkeit.

Bleiben Sie so sachlich wie möglich (wechseln Sie bei Einnässen z. B. einfach die nasse Bettwäsche) ohne die schwierige Situation durch Tadel, Abwertung oder Strafen weiter zu erschweren.

4 Ständiges darüber Reden oder Nachspielen des Ereignisses.
Kleinere Kinder sprechen möglicherweise sehr oft über das Ereignis, erzählen immer wieder die gleiche Geschichte oder spielen das Erlebnis nach.

Wie können Eltern helfen? Kinder versuchen, das traumatische Ereignis zu verstehen und zu verarbeiten. Daher ist dieses Verhalten normal. Geben Sie dem Kind die Gelegenheit, diese Bewältigungsmöglichkeit einzusetzen und versuchen Sie, dem Spiel einen positiven Ausgang zu geben (z. B. „Wie müsste das Auto aussehen, damit es nicht mehr so leicht kaputt geht?").

5 Verstörtes Verhalten nach Konfrontation mit Dingen oder Umständen, die an das Ereignis erinnern.
Kinder können auf Dinge oder Umstände, die an das Ereignis erinnern (sogenannte Auslöser), mitunter sehr verstört reagieren. Dies kann etwa ein lautes Geräusch, das an den Krach bei einem Autounfall erinnert, oder das Feuer im Kachelofen, das an ein Feuer im Haus erinnert, oder aber auch die Berichterstattung über Katastrophen allgemein oder das Ereignis selbst in den Medien sein.

Wie können Eltern helfen? Versuchen Sie, ihrem Kind die Unterschiede zwischen der heutigen sicheren Situation und der damaligen Gefahrensituation genau zu erläutern. Betonen Sie die Unterschiede zwischen dem Trigger und dem traumatischen Ereignis, wie etwa, dass dieses Feuer im Kachelofen bleibt und einfach gelöscht werden kann, bzw. dass ein Feuer im Ofen einfach durch das Absperren der Luftzufuhr kontrolliert werden kann. Versuchen Sie, zusammen mit Ihrem Kind Auslöser zu erkennen, die unangenehme Gefühle und Erinnerungen hervorrufen, und auch dort die Unterschiede zwischen der damaligen Gefahrensituation und der jetzigen Situation zu betonen. Es geht also nicht darum, das Kind vor solchen Auslösern von schlechten Erinnerungen zu beschützen, sondern ihm zu helfen, diese zu „durchschauen". Es ist grundsätzlich nicht sinnvoll, Fernsehsendungen zum Ereignis oder zu anderen Katastrophen anzuschauen.

6

Schlafstörungen. Viele Kinder schlafen schlecht ein oder haben Albträume in der Nacht.

Wie können Eltern helfen? Versuchen Sie, für das Kind eine möglichst sichere Umgebung herzustellen. Dazu können, neben den oben erwähnten Routinen, Kuscheltiere und eine „Schlaflampe" gehören. Versuchen Sie, vor dem Schlafen aufregende Dinge zu unterlassen (dazu gehört auch Fernsehen). Erlauben Sie dem Kind für eine begrenzte Zeit, bei Ihnen im Bett zu schlafen, wenn es das möchte (aber kündigen Sie bereits an, dass es morgen oder übermorgen wieder allein schlafen muss). Erklären Sie dem Kind, wie Albträume entstehen: „Albträume kommen aus unseren eigenen Gedanken. Wenn die Gedanken uns Angst machen, dann träumen wir davon. Es ist also nicht echt, sondern wir machen diese Träume selber."

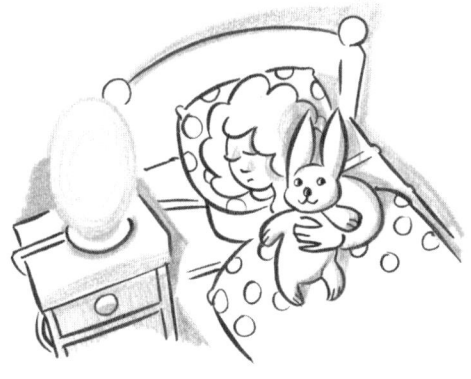

Versuchen Sie, Ihrem Kind zu helfen, die Gedanken und Erinnerungen an das Trauma nicht zu bekämpfen, sondern zu lernen, sie zuzulassen. Sie können mit dem Kind auch im wachen Zustand üben, die Geschehnisse eines typischen Albtraumes zum Positiven oder weniger Bedrohlichen hin zu verändern. Dies gibt dem Kind ein Gefühl von Kontrolle über die Albträume und kann deren Häufigkeit und Intensität senken.

7 **Intensive Gefühle wie Trauer, Ärger oder Wut.** Manche Kinder bekommen leicht Wutanfälle oder weinen viel. Möglicherweise erschrecken sie selbst über die Intensität ihrer Emotionen. *Wie können Eltern helfen?* Erlauben Sie diese intensiven Gefühle und bleiben Sie so ruhig und verständnisvoll wie möglich, d. h. versuchen Sie, nicht mit Ärger auf die Wut des Kindes zu reagieren. Gleichzeitig sollten Sie aber erwägen, die Intensität der Gefühle zu kanalisieren. Manchen Kindern hilft es, wenn sie sich viel bewegen oder Sport machen, andere brauchen einen sicheren Ort, an dem sie traurig sein können.

8 **Wer trägt die Schuld für das Ereignis?** Schulkinder haben bereits ein intensives Gerechtigkeitsbedürfnis. Sie wollen wissen, wer die Schuld an einem Ereignis trägt bzw. wer dafür verantwortlich ist. Gleichzeitig können Kinder glauben, Mitschuld an einem Ereignis zu tragen, selbst wenn dies logisch gar nicht möglich ist. Möglicherweise verschweigen sie ihre Gedanken dazu auch, um nicht weitere Aufmerksamkeit auf „ihren" Beitrag zu lenken.
Wie können Eltern helfen? Erklären Sie dem Kind, wie es zu dem Ereignis kam und lassen Sie Raum für die möglichen Erklärungen des Kindes. Seien Sie offen für „magische" Verknüpfungen zwischen Wünschen und Ereignissen. Berichtigen Sie Bewertungen des Kindes, wenn es glaubt, durch irgendeinen Fehler das Ereignis verursacht zu haben (z. B. „Bea ist nicht vom Auto angefahren worden, weil ihr am Tag vorher gestritten habt, sondern weil der Mann im Auto so schnell gefahren ist, dass er am Zebrastreifen nicht mehr anhalten konnte").
Sollte das Kind tatsächlich einen wie auch immer gearteten Anteil am Geschehen haben, dann nehmen Sie seine diesbezüglichen Sorgen ernst. Erinnern Sie es (und sich selbst!) daran, dass es noch ein Kind ist und nicht alles wissen oder verhindern kann. Wenn Sie merken, dass Sie selbst dem Kind innerlich die

Schuld geben, dann besprechen Sie das mit einer geeigneten Person.

9

Fragen nach dem Tod[1]. Vorschulkinder verstehen noch nicht unbedingt, dass der Tod alle trifft, endgültig und unumkehrbar ist. Schulkinder verstehen, dass der Tod alle trifft, aber das Konzept, dass der Tod unumkehrbar ist, und dass Tote nicht mehr handeln können, entwickelt sich erst bis zum Alter von etwa 10 Jahren. Möglicherweise glauben Kinder auch daran, in irgendeiner Weise den Tod verursacht zu haben. Letzteres muss nicht der Logik Erwachsener entsprechen, sondern Kinder können glauben, dass jemand starb, weil sie böse waren, gestritten haben oder böse Gedanken hatten. Sie stellen also eine Art „magische" Verknüpfung her.

Wie können Eltern helfen? Würdigen Sie die Trauer des Kindes und versuchen Sie, eine altersgerechte Erklärung zu geben. Achten Sie darauf, die Unumkehrbarkeit zu erwähnen, um keine falschen Hoffnungen auf eine Rückkehr zu wecken und damit eine Bewältigung zu erschweren. Erlauben Sie dem Kind die Teilnahme an gesellschaftlichen und religiösen Abschiedsritualen. Ermöglichen Sie ein individuelles Abschiedsritual (z. B. basteln eines Blu-

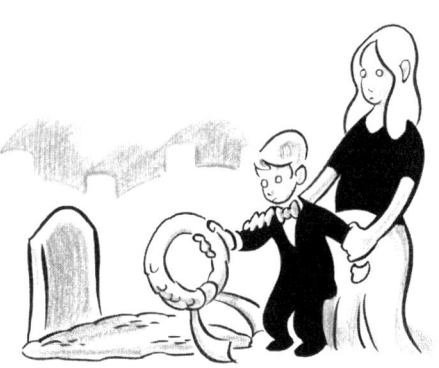

menkranzes für das Grab, Abschiedsbild malen). Versuchen Sie dieses Gespräch mit einer positiven oder tröstlichen Information zu beenden.

---

1 Weitere Informationen zum Umgehen mit dem Tod einer Bezugsperson finden sich bei Pal-Handl et al. (2004).

12 Wie können Lehrer helfen?

Vieles von dem, was für Eltern und Bezugspersonen gilt, kann in den schulischen Alltag übertragen werden. Auch hier gilt, dass wichtig ist, wie lange das Ereignis zurück liegt, und ob der Lehrer/die Lehrerin selbst davon betroffen ist. Lehrer sind relativ häufig von traumatischen Ereignissen betroffen. Ein Teil der Ereignisse betrifft die Schule direkt und damit die Lehrer ganz unmittelbar, z. B. Unfälle oder Bedrohungslagen in der Schule, ein Teil davon betrifft sie eher indirekt, wie Unfälle, Suizide, Gewalttaten, Krankheit und Tod von Schülern und ihren Angehörigen. Immer dann, wenn sich Schüler innerlich mit traumatischen Ereignissen und ihren Folgen beschäftigen, kann dies Auswirkungen auf ihr Verhalten in der Schule haben. Betrifft ein Ereignis den Lehrer selbst, hat die Lehrkraft zugleich eine Vorbildfunktion für den Umgang mit dem Ereignis und dessen Bewältigung.

Daher gilt es, in der Zeit direkt nach einem traumatischen Ereignis Ruhe zu bewahren, Sicherheit zu vermitteln, Unterstützung und Aufmerksamkeit zu geben. Schüler und auch Lehrer haben ein großes Informationsbedürfnis nach einem Ereignis. Diese Suche nach Informationen soll letztendlich auch wieder Sicherheit herstellen, indem die Situation so gut wie möglich geklärt wird. Das Geben und Austauschen von Informationen nach einem Ereignis gehört also dazu. Aber hierin besteht auch eine Gefahr: So kann es sein, dass einige Schüler mehr wissen als andere bzw. ein Geschehen „blutig" ausschmücken. Eine Besprechung dieser Details in der Gruppe ist nicht hilfreich, da es die Gefahr birgt, bei ursprünglich nicht so stark betroffenen Mitschülern Wiedererlebens- und Belastungssymptome hervorzurufen. Informationen sollten also so knapp wie möglich sein und sich im Wesentlichen auf das weitere Umgehen mit dem Geschehenen beschäftigen, also z. B. dem Planen einer Trauerfeier oder der Unterstützung für ebenfalls Betroffene oder Freunde. Darüber hinaus sollten Lehrer als Gesprächspartner für Schüler zur Verfügung stehen und ihnen Zeit geben, sich mit der neuen Situation auseinander zu setzen. Es ist weder sinnvoll, jemand zu einem Gespräch zu drängen, noch ein Gespräch zu vermeiden.

Falls Lehrer selbst betroffen sind, ist es einerseits wichtig, dass die Schulleitung diese Lehrkraft unterstützt, andererseits sollten Lehrer sich selbst mit einer möglichen eigenen Symptomatik auseinandersetzen und gegebenenfalls professionelle Hilfe suchen.

Im weiteren Verlauf sollten Lehrer ein besonderes Augenmerk auf das Verhalten traumatisierter Kinder und Jugendlicher haben. Verhaltensänderungen in der Zeit seit dem Trauma sind dabei besonders wichtig. Um Beobachtungen abzusichern, kann es sinnvoll sein, mit anderen Lehrern und Eltern zu sprechen. Leistungsabfälle sind angesichts der innerlichen Beschäftigung mit dem traumatischen Ereignis und seiner Folgen zu erwarten und sollten zunächst nicht überbewertet werden. Wenn sich Verhaltensänderungen und Leistungsabfall nach einigen Wochen nicht bessern, sollte mit den Eltern eine weitere mögliche professionelle Hilfe angedacht werden. Die Einbindung von Schulpsychologen ist bereits zu einem frühen Zeitpunkt sinnvoll.

In der Folge der Aufsehen erregenden Amokläufe an Schulen, die eine besonders schwerwiegende Form eines traumatischen Ereignisses darstellen, haben sich Schulpsychologen in vielen Bundesländern auf diese Thematik spezialisiert und geben eigene Informationsbroschüren und Materialien heraus. Ein Beispiel dafür ist der Leitfaden „Führung und Verantwortung bei schulischen Krisen" (Englbrecht et al., 2008).

13 Wie können sich Kinder und Jugendliche selbst helfen?

Generell gilt, dass es in der ersten Zeit nach einem Ereignis sinnvoll ist, einen normalen Tagesablauf mit den alltäglichen Routinen beizubehalten. Auch wenn es banal erscheint, Essen, Trinken und Schlafen sind wichtig, um den Körper nicht noch weiter aus dem Gleichgewicht zu bringen. Die Rückkehr in den Alltag gibt Sicherheit. Es ist also sinnvoll, in die Schule zu gehen oder seinen Hobbies nachzugehen, auch wenn das im Moment keinen Spaß macht und als Belastung erscheint. Besonders hilfreich ist es, Zeit mit Personen zu verbringen, die man gern hat und die einem Trost und Unterstützung geben können. Das können Eltern und Großeltern, aber auch Freunde und Lehrer sein. Angenehme Dinge, wie etwa Sport treiben, spazieren gehen, lesen, Musik hören, Tagebuch schreiben usw., können einem die Rückkehr in den Alltag erleichtern. Viele Menschen erleben es als hilfreich, über das Ereignis und die eigenen Gefühle zu sprechen. Dabei kann man erleben, dass sich die Gefühle beim Erzählen manchmal ändern. Das gehört zur Verarbeitung eines traumatischen Ereignisses dazu. Wenn man über mehrere Tage hinweg das Gefühl hat, neben oder über sich zu stehen, oder die Umwelt als unwirklich zu erleben, gleichzeitig die körperliche Übererregung nicht nachlässt und auch die Wiedererlebenssymptome nicht weniger werden, sollte man professionelle Hilfe suchen.

Es gibt aber auch eine Reihe von Verhaltensweisen, die nicht helfen und die möglicherweise das Ganze noch verschlimmern. Dazu gehört es, sich mit Drogen oder Alkohol zu betäuben, übermäßig fernzusehen oder übermäßig Computer zu spielen, übermäßig viel zu arbeiten, zu viel oder zu wenig zu essen, sich gewaltsam abzureagieren (auch gegen sich selbst). Ebenso ungünstig ist es, sich von Familien und Freunden zurückzuziehen, Dinge und Tätigkeiten zu vermeiden, die einen an das Geschehen erinnern, und es zu vermeiden, über das Ereignis zu sprechen. Kurz gesagt: Ein bisschen Ablenkung ist in Ordnung, aber ein Zuviel ist problematisch, weil es die Verarbeitung stört.

Zusammenfassung:

Hilfreich ist es
- Zeit mit Familie und Freunden zu verbringen,
- den früher üblichen Tagesablauf beizubehalten,
- ausreichend zu essen, zu trinken und zu schlafen,
- angenehme Dinge zu unternehmen und
- über das Ereignis und die eigenen Gefühle zu reden.

Nicht hilfreich ist es
- Alkohol und Drogen zu nehmen,
- übermäßig fernzusehen, Computer zu spielen,
- sich selbst und andere zu verletzen,
- Dinge und Tätigkeiten zu vermeiden, die einen an das Ereignis erinnern.

14 Was können Psychotherapeuten tun?

Die Vorgehensweise im Rahmen einer Therapie lässt sich gut aus den Vorstellungen über die Ursachen der PTB (vgl. Kapitel 10) ableiten. Zu empfehlen ist die Durchführung einer sogenannten traumafokussierten Kognitiven Verhaltenstherapie. Für diese Behandlungsform liegen viele Studien mit sehr positiven Behandlungsergebnissen vor, d. h. sie sollte die Behandlung der Wahl sein. Eine gute Kognitive Verhaltenstherapie beinhaltet zwei zentrale Elemente: Zum einen die schrittweise Konfrontation des Kindes mit den traumatischen Geschehnissen (zum Abbau ungünstiger Vermeidungsstrategien) und zum zweiten eine gezielte Bearbeitung der negativen Gedanken des Kindes zum Trauma und seinen Folgen. Diese Intervention hat sich als sehr hilfreich herausgestellt und führt zu einer starken Abnahme der Beschwerden bei den meisten behandelten Kindern und Jugendlichen. Allerdings gibt es eine Reihe von Informationen, die der Psychotherapeut braucht, um herauszufinden, ob diese Behandlung tatsächlich die beste Methode für dieses entsprechende Kind in dieser entsprechenden Situation ist, oder ob ein anderes Vorgehen besser geeignet wäre. Dazu werden der Psychotherapeut oder die Psychotherapeutin bzw. der Kinder- und Jugendpsychiater/-psychiaterin eine intensive und breit angelegte Diagnostik durchführen. Diese wird etwas Zeit brauchen, möglicherweise werden Fragebögen an Eltern und Lehrer (nach Einholen einer Erlaubnis von den Eltern) verteilt und die Eltern bzw. Bezugspersonen werden befragt. Nach dieser Phase der Informationssammlung wird der/die Therapeut/-in mit dem Kind und den Eltern das weitere Vorgehen besprechen.

Üblicherweise werden im Verlauf der Traumabearbeitung drei Phasen unterschieden: (1) Stabilisierung, (2) Traumabearbeitung und (3) Integration. Je nach Ergebnis der Diagnostik kommt den verschiedenen Phasen ein unterschiedlicher Stellenwert zu. Eine Besserung der Beschwerden ergibt sich aber im Wesentlichen durch Konfrontation und die Besprechung und Veränderung der Bewertung des Ereignisses und seiner Folgen.

Diese beiden Elemente sind die wichtigsten in der Behandlung der PTB bei jungen, genau wie bei erwachsenen Patienten:
1. *Mehrfache direkte und willentliche Auseinandersetzung mit den Erinnerungen an das Trauma oder die Traumata.* Hier bittet der Behandler das Kind, sich genau an die Situation zu erinnern und darüber in der Ich-Form und in der Gegenwartsform zu berichten, als würde das Ereignis gerade noch einmal geschehen. Bei kleineren Kindern kann Spielen oder Malen in ähnlicher Form eingesetzt werden. Häufig sucht der Behandler mit dem Kind auch Orte oder Situationen auf, die belastende Erinnerungen an das Trauma auslösen können (z. B. fährt er mit dem Kind an die Stelle, an der es passiert ist).
2. *Änderung der ungünstigen Bewertungen und Überzeugungen zum Trauma und seinen Folgen.* Dabei erfasst der Behandler zunächst, welche ungünstigen Überzeugungen das Kind zum Trauma und seinen Folgen entwickelt hat. Beispiele sind „Alles ist meine Schuld." Oder: „Kein Ort auf der Welt ist sicher." Der Behandler stellt dem Kind hilfreiche Fragen hierzu oder erweitert sein Wissen über die Zusammenhänge mit dem Ziel, dass das Kind zu einer neuen, hilfreicheren Bewertung des Geschehenen kommt.

Ein Beispiel für das Vorgehen in einer traumafokussierten Kognitiven Verhaltenstherapie (TF-KVT, nach Cohen et al., 2006) sieht die folgenden Teilschritte vor:

- Erklärung der Symptome und Unterstützung der Eltern,
- Entspannung,
- Lernen, wie man mit intensiven Emotionen umgeht,
- Erkennen und bearbeiten nicht hilfreicher Gedanken und Bewertungen des Ereignisses und seiner Folgen,
- Entwickeln der Traumageschichte,
- Auseinandersetzung mit den Auslösern,
- gemeinsame Eltern-Kind-Sitzungen (Einbindung der Eltern als Kotherapeuten),
- Fördern künftiger Sicherheit.

Das Kind und eine Bezugsperson (selbstverständlich ein „Nicht-Täter") nehmen an den Komponenten zunächst in getrennten Sitzungen teil; erst gegen Ende der Therapie sind gemeinsame Sitzungen vorgesehen. Häufig dauert eine Therapie 12 bis 16 Sitzungen, von denen manche Doppelstunden sein können. Das ist allerdings nur ein ungefährer Wert, da es viele Aspekte gibt, die eine Behandlung komplizierter und länger machen können. In der Regel wird die psychotherapeutische Behandlung mit einem Kind alleine durchgeführt. In bestimmten Situationen kann aber auch eine Gruppenbehandlung sinnvoll sein, z. B. wenn eine ganze Gruppe von Kindern Opfer eines bestimmten Ereignisses geworden ist, oder auch, wenn das Kind oder der Jugendliche starke Stimmungsschwankungen hat und Strategien zur Verbesserung des Umgangs mit Gefühlen lernen soll.

Zusammenfassung:

Es gibt hilfreiche Therapieformen zur Behandlung einer PTB bei Kindern und Jugendlichen. Wesentliche Elemente einer erfolgreichen Intervention sind die Konfrontation mit besonders belastenden Inhalten des Ereignisses und die Besprechung von Bewertungen des Ereignisses. Die Behandlung muss von einem approbierten (psychologischen oder ärztlichen) Psychotherapeuten durchgeführt werden.

15 Können Medikamente helfen?

Zur medikamentösen Behandlung der PTB im Kindes- und Jugendalter liegen bislang keine gesicherten Daten vor. Die Behandlung der Wahl sollte also eine psychotherapeutische sein. Es ist auch nicht bekannt, ob eine zusätzliche medikamentöse Behandlung gegenüber der rein psychotherapeutischen einen Gewinn erbringt. Zuverlässige Studien stehen noch aus. Expertenrichtlinien empfehlen, Kinder und Jugendliche, die an einer PTB leiden, zunächst psychotherapeutisch zu behandeln. Im Einzelfall kann es aber trotzdem sinnvoll bzw. notwendig sein, zusätzlich zur Psychotherapie, bestimmte Beschwerden (wie z. B. eine starke Depression) auch mit Medikamenten zu behandeln.

16 Zu welchem Zeitpunkt ist welche Hilfe oder Behandlung angemessen?

Die Medien berichten nach traumatischen Ereignissen häufig, dass psychologische Betreuung vor Ort ist. Psychologische oder psychotherapeutische Hilfen können manchmal noch in der konkreten traumatischen Situation gegeben werden (nach Großschadenslagen wie Naturkatastrophen, Attentaten, aber auch nach Verkehrs- oder anderen Unfällen), in den Tagen und Wochen danach und natürlich auch längerfristig. Forschungsergebnisse zeigen, dass es nicht notwendig ist, sofort in der Situation oder unmittelbar nach der Situation eine psychologische Beratung oder Betreuung zu veranlassen. Sinnvoller erscheint es, nach einem Trauma in regelmäßigen Abständen durch einen entsprechend qualifizierten Arzt oder Psychotherapeuten den psychischen Gesundheitszustand des betroffenen Kindes einschätzen zu lassen. Erst wenn ca. vier bis sechs Wochen nach der Traumatisierung die Ausbildung einer Posttraumatischen Belastungsstörung erkennbar ist, ist es sinnvoll, mit einer regelmäßigen Psychotherapie zu reagieren. Sie, als Eltern oder Betreuer, haben also Zeit und müssen sich nicht sorgen, dass etwas Wichtiges verpasst wird, wenn nicht sofort eine Intervention eingeleitet wird. Der Grundsatz, dass es umso besser sei, je schneller psychotherapeutische Hilfe einsetze, hat sich in der Forschung nicht bestätigt. Wichtig erscheint lediglich, in diesen ersten Wochen den Kontakt zu einer qualifizierten Person zu halten und das Kind dann, wenn Sie einige der oben beschriebenen Symptome bemerken, dort vorzustellen.

Wenn eine ganze Gruppe von Kindern oder Jugendlichen von einer Traumatisierung betroffen ist, dann kann es sinnvoll sein, im Gruppenrahmen
regelmäßig eine Betreuung durch eine qualifizierte Person anzubieten.
Diese kann die einzelnen Kinder in ihrer Entwicklung nach der Traumatisierung beobachten und dann schnell reagieren, wenn ein Kind eine PTB
oder eine andere psychische Symptomatik ausbildet.

17 Gibt es noch weitere Hilfen?

Ein Zusammenschluss von betroffenen Kindern und Jugendlichen in einer
Art Selbsthilfegruppe kann eine wichtige Stütze sein. Regelmäßige Treffen
und gemeinsame Gespräche über die schlimmen Erinnerungen können als
hilfreich und stützend erlebt werden. Die Betroffenen machen die Erfahrung, dass sie mit ihren Ängsten und Problemen nicht allein sind, dass es
sich um normale Reaktionen auf ein außergewöhnliches und belastendes
Ereignis handelt. Sie sehen, dass andere Kinder ganz ähnliche Probleme
haben, fühlen sich weniger zurückgezogen und isoliert. Gleichzeitig kann
man auch voneinander lernen, z. B. was den Umgang mit den belastenden
Gefühlen, Gedanken und die Verarbeitung des Traumas betrifft. Mitunter
lernt das Kind auch, dass es anderen helfen kann. Auch Eltern betroffener
Kinder und Jugendlicher können von gemeinsamen Treffen mit anderen
Eltern profitieren. Das Besprechen des traumatischen Ereignisses in allen
Einzelheiten in der Gruppe ist allerdings nicht hilfreich und verstärkt in
der Regel die Ängste aller Anwesenden.

Bestimmte Institutionen bieten Beratung für Familien bzw. Kinder und
Jugendliche an, die von Traumatisierung betroffen sind. Psychologische
Beratung kann man in Ehe-, Familien- und Lebensberatungsstellen ver-
schiedener Träger erhalten. In vielen größeren Gemeinden existieren Beratungsstellen, die sich in ihrer Arbeit besonders den Folgen von sexuellem
Missbrauch in der Kindheit widmen. Einige hiervon bieten auch präven-
tive Programme an, die verhindern sollen, dass Kinder und Jugendliche
überhaupt oder erneut Opfer von Gewalterfahrungen werden. Informationen zu solchen Institutionen finden Sie z. B. über das Jugendamt in Ihrer
Stadt. Der Weiße Ring informiert Opfer von Gewalterfahrungen und ihre
Familien in erster Linie über finanzielle Hilfemöglichkeiten (Adressen vgl.
im Anhang, S. 53).

18 Wer zahlt eine Therapie?

Eine Psychotherapie für das Kind/den Jugendlichen zahlen in der Regel die Krankenkassen. Sie übernehmen die Kosten, die der Behandler in Rechnung stellt, und häufig auch Fahrtkosten. Der Kinder- oder Hausarzt kann dazu genauer Auskunft geben.

Wenn das Kind im Rahmen seiner Schul- oder Berufsausbildung Opfer einer Traumatisierung geworden ist, dann sind (vergleichbar mit der Situation bei Arbeitsunfällen von Erwachsenen) andere Kostenträger wie z.B. Unfallkassen oder Berufsgenossenschaften für die Behandlungskosten verantwortlich. Ist das Kind Opfer eines von einer anderen Person verursachten Unfalls geworden, so wird die Krankenkasse sich die Behandlungskosten von der Versicherung des Unfallverursachers erstatten lassen. Ist in Ausnahmefällen die Übernahme von Behandlungskosten ungeklärt, dann kann bei Opfern von Gewalterfahrungen z.B. der Weiße Ring mit Beratung und eventuell auch finanziellen Hilfen zur Seite stehen.

Anhang

Literatur

Cohen, J. A., Mannarino, A. P. & Deblinger, E. (2006). *Treating trauma and traumatic grief.* New York: Guilford.

Englbrecht, A., Hirschmann, N., Richter, W., Röthlein, H.-J. & Storath, R. (2008). *Führung und Verantwortung bei schulischen Krisen.* Nürnberg: Copyland Druckzentrum GmbH Verlag.

Pal-Handl, K., Lackner, R. & Lueger-Schuster, B. (2004). *Wie Pippa wieder lachen lernte.* Wien: Springer.

Steil, R. & Rosner, R. (2009). *Posttraumatische Belastungsstörung* (Leitfaden Kinder- und Jugendpsychotherapie). Göttingen: Hogrefe.

Wichtige Adressen

In Deutschland gibt es viele Beratungsstellen und auch staatliche Institutionen, die Betroffene bei der Bewältigung traumatischer Ereignisse unterstützen können. Auf den nächsten Seiten findet sich eine Zusammenstellung hierzu.

Opferhilfe

• *Deutsche Opferhilfe e.V.:* Beratung von Opfern von Gewalt durch Fachkräfte. Es engagieren sich dort aber auch Opfer selbst, Angehörige oder in diesem Bereich erfahrene Bürger und Bürgerinnen. Beratung, Begleitung, Orientierung an individuellen Bedürfnissen der Opfer und Angehörigen. Hilfsangebot: Beratung, Beistand, therapeutische, juristische, medizinische Hilfe, Vermittlung weiterer Hilfsmöglichkeiten, Selbsthilfegruppen.
  Deutsche Opferhilfe e.V.
  Postfach 700 110
  60551 Frankfurt/Main
  Opfernotruf: 069 / 65 300 399
  E-Mail: info@deutsche-opferhilfe.de
  Internet: www.deutsche-opferhilfe.de

- *Weißer Ring e. V.:* Bundesweite Hilfsorganisation für Kriminalitätsopfer und ihre Familien.
  Weißer Ring e. V.
  Bundesgeschäftsstelle
  Webergasse 16
  55130 Mainz
  Tel.: 06131 / 83 03-0
  Fax: 06131 / 83 03-45
  Bundesweites Infotelefon: 01803 / 34 34 34 (0,09 € pro Minute)
  E-Mail: info@weisser-ring.de
  Internet: www.weisser-ring.de

- *Angebote durch die Polizei:*
  Eine sehr gut vernetzte Seite findet sich über die Polizei. Dort werden Informationen für Opfer aus Sicht der Polizei gegeben. Zudem wird über Vorbeugemaßnahmen, aber auch Zeugenschutz etc. informiert. Zudem gibt es eine Suchmaschine für Anlaufstellen nach Postleitzahlen.
  http://www.polizei-beratung.de

- *Bundesministerium für Justiz:*
  Das Bundesministerium für Justiz bietet über das Internet Informationen für Opfer. Über die Hauptseite kann man u. a. eine so genannte Opferfibel sowie Informationen über Schutz vor häuslicher Gewalt anklicken und herunterladen.
  http://www.bmj.de

- *Bundesministerium für Familie, Senioren, Frauen und Jugend:*
  Über diese Seite erhält man Informationen über Beratungsstellen und andere Einrichtungen, die sich schwerpunktmäßig zum Thema „sexualisierte Gewalt" engagieren. In den Suchmasken kann man über „Postleitzahl", „Name der Einrichtung" bzw. „Zielgruppe/Thema" Informationen erhalten.
  http://www.hinsehen-handeln-helfen.de/beratungsstellen/index.aspx

- *Internetbasierter Notruf:*
  Es existieren verschiedene internetbasierte Notrufe. Zum Beispiel ein „Elternnotruf" oder ein „Frauennotruf". Es erfolgt eine Beratung per E-Mail innerhalb von 48 Stunden nach erfolgter Anfrage. Die Beratung erfolgt durch ausgebildete Fachkräfte (Psychologen, Sozialarbeiter, Juristen, etc.).
  http://www.internet-notruf.de

Beratungsstellen

- *Bundesverband der Frauenberatungsstellen:*
  Auf dieser Seite sind bundesdeutsche Frauenberatungsstellen vernetzt. Beratungsinhalte: Gewalt in Beziehung, strukturelle Gewalt, Trennung/ Scheidung, allgemeine Lebensberatung, Krisenintervention. Hier finden sich viele Adressen zum Bereich Recht, Opferhilfe, Gewalt usw. Klickt man auf „Beratungsstellen" kommt man zu einer Übersichtskarte der Bundesländer. Klickt man dann ein bestimmtes Bundesland an, werden die vorhandenen Beratungsstellen aufgelistet (Links: Adresse, Angebot der Einrichtung, Schwerpunkte, E-Mail, Sprechstunden). http://www.frauenberatungsstellen.de

- *„pro familia" – Deutsche Gesellschaft für Familienplanung, Sexualpädagogik und Sexualberatung e.V. Bundesverband*:
  Pro familia-Beratungsstellen bieten v.a. Beratung zum Thema Familienplanung, Sexualerziehung, Sexualberatung und Verhütung an. Einzelne Beratungsstellen bieten auch Therapie für Opfer von Gewalt an.
  pro familia
  Bundesgeschäftsstelle
  Stresemannallee 3
  60596 Frankfurt/Main
  Tel.: 069 / 63 90 02
  Fax: 069 / 63 98 52
  E-Mail: info@profamilia.de
  Internet: www.profamilia.de

  Weiterhin gibt es das pro familia-Internetangebot der Landesverbände Baden Württemberg, Bayern, Bremen, Hessen, Nordrhein-Westfalen, Schleswig-Holstein, Sachsen-Anhalt, Rheinland-Pfalz, Berlin und Mecklenburg-Vorpommern unter www.sextra.de.

- Telefonseelsorge:
  Sorgentelefon (Evangelische Telefon-Seelsorge): 0800 / 1110111
  Ruf und Rat (Katholische Telefon-Seelsorge): 0800 / 1110222

Frauenhäuser

- *Zentrale Informationsstelle autonomer Frauenhäuser (ZIF):* Auf diesen Seiten werden Arbeitsspektren der ZIF beschrieben. Eine Vielzahl von Links erleichtert weiter die Suche nach Hilfsangeboten.
  Zentrale Informationsstelle autonomer Frauenhäuser (ZIF)
  Postfach 101103
  34011 Kassel
  Tel./Fax: 0561 / 820 30 30
  E-Mail: zif-frauen@gmx.de
  Internet: www.autonome-frauenhaeuser-zif.de

Wenn Sie sich noch nicht sicher sind, ob Sie oder Ihnen bekannte Personen Hilfe benötigen

Eine Reihe von Institutionen bieten unverbindliche Beratung an, d. h. Sie werden auch anonym beraten. Wenn Sie sich also noch nicht sicher sind, ob eine Anzeige hilfreich und sinnvoll ist, wenn Sie persönliche Zweifel haben oder schlichtweg noch Zeit zum Nachdenken brauchen, dann ist es sinnvoll diese Beratungsmöglichkeiten in Anspruch zu nehmen. Institutionen, die dies anbieten, sind z. B. Polizei und Jugendämter, aber auch spezialisierte Beratungsstellen wie etwa IMMA in München (http://www. imma.de).

Psychotherapie

Eine Behandlung der PTB mit den Methoden, wie sie in diesem Ratgeber dargestellt wurden, sollte von allen niedergelassenen Kinder- und Jugendlichenpsychotherapeuten mit Schwerpunkt Verhaltenstherapie durchgeführt werden können.

Allerdings bilden sich im Laufe des Berufslebens Spezialisierungen heraus, so dass eine Reihe von Kinder- und Jugendlichenpsychotherapeuten Weiterbildungen besonders in diesem Bereich besucht haben. Grundsätzlich können Sie die Psychotherapeuten bereits bei der Anmeldung nach ihren Kenntnissen und ihren Erfahrungen im Bereich Trauma und Traumatherapie befragen.

Psychotherapie hat neben der Seite der Fachkenntnisse aber auch noch eine höchst subjektive Seite: Das bedeutet, wenn Sie oder Ihr Kind das Gefühl haben, dieser Person das „Trauma" nicht anvertrauen zu können, dann kann es besser sein, einen anderen Therapeuten zu suchen. So bevorzugen z. B. viele Mädchen und Frauen, die von einem Mann sexuell missbraucht wurden, Therapeutinnen statt Therapeuten.

Möglichkeiten, Therapeuten mit Zusatzqualifikationen im Traumabereich bzw. in Ihrer Region zu finden, erhalten Sie über die folgenden Websites:

- *Internetseite der Deutschsprachigen Gesellschaft für Psychotraumatologie:* Über die Homepage dieser Fachgesellschaft können Sie nach Therapeuten und Therapeutinnen in Ihrer Region suchen, die Zusatzqualifikationen im Traumabereich erworben haben. http://www.degpt.de
- *Bundespsychotherapeutenkammer:* http://www.bptk.de
- *Bundesärztekammer:* http://www.bundesaerztekammer.de
- *Deutsche Gesellschaft für Kinder- und Jugendpsychiatrie, Psychosomatik und Psychotherapie:* http://www.dgkjp.de
- *Kassenärztliche Vereinigung:* http://www.kbv.de
- *Psychotherapeutische Hochschulambulanzen der Universitäten:* http://www.klinische-psychologie-psychotherapie.de/institutsambulanzen.html

Buchtipps

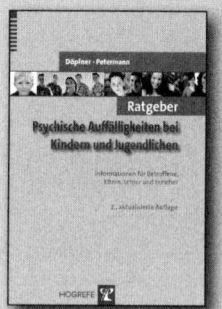

Manfred Döpfner · Franz Petermann

Ratgeber Psychische Auffälligkeiten bei Kindern und Jugendlichen

Informationen für Betroffene, Eltern, Lehrer und Erzieher

(Reihe »Ratgeber Kinder- und Jugend-psychotherapie«, Band 2)
2., aktualisierte Auflage 2008, 74 Seiten, Kleinformat,
€ 8,95 / sFr. 15,20
ISBN 978-3-8017-2208-1

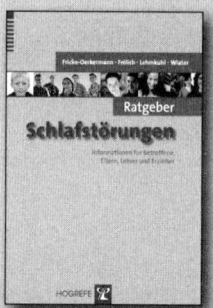

Leonie Fricke-Oerkermann · Jan Frölich
Gerd Lehmkuhl · Alfred Wiater

Ratgeber Schlafstörungen

Informationen für Betroffene, Eltern, Lehrer und Erzieher

(Reihe: »Ratgeber Kinder- und Jugend-psychotherapie«, Band 8)
2007, 57 Seiten, Kleinformat,
€ 7,95 / sFr. 12,90
ISBN 978-3-8017-1961-6

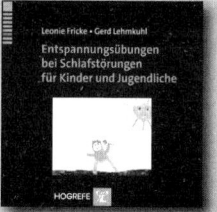

Leonie Fricke · Gerd Lehmkuhl

Entspannungsübungen bei Schlafstörungen für Kinder- und Jugendliche

2006, Audio-CD, € 16,95 / sFr. 27,40
ISBN 978-3-8017-1988-3

HOGREFE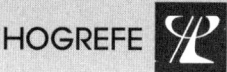

Buchtipps

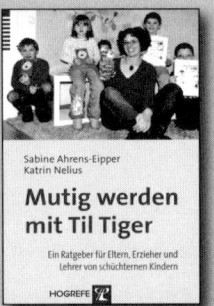

Sabine Ahrens-Eipper · Katrin Nelius

Mutig werden mit Til Tiger

Ein Ratgeber für Eltern, Erzieher und Lehrer
von schüchternen Kindern

2009, 122 Seiten, Kleinformat,
€ 14,95 / sFr. 24,90
ISBN 978-3-8017-2202-9

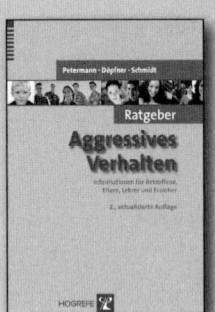

Franz Petermann · Manfred Döpfner · Martin H. Schmidt

Ratgeber Aggressives Verhalten

Informationen für Betroffene, Eltern,
Lehrer und Erzieher

(Reihe: »Ratgeber Kinder- und Jugend-
psychotherapie«, Band 3)
2., aktualisierte Auflage 2008, 39 Seiten, Kleinformat,
€ 6,95 / sFr. 11,60
ISBN 978-3-8017-2187-9

Sigrun Schmidt-Traub

Selbsthilfe bei Angst im
Kindes- und Jugendalter

Ein Ratgeber für Kinder, Jugendliche,
Eltern und Erzieher

2001, 149 Seiten, Kleinformat,
€ 15,95 / sFr. 28,–
ISBN 978-3-8017-1480-2

HOGREFE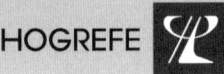